Cem Ekmekcioglu

# VOLL FETT –

## ODER: ALLES WAS DU ÜBER ERNÄHRUNG WISSEN SOLLTEST

Mit Illustrationen von Jörg Zotter

*ibidem*-Verlag
Stuttgart

**Bibliografische Information der Deutschen Nationalbibliothek**
Die Deutsche Nationalbibliothek verzeichnet diese Publikation in der Deutschen Nationalbibliografie; detaillierte bibliografische Daten sind im Internet über http://dnb.d-nb.de abrufbar.

**Bibliographic information published by the Deutsche Nationalbibliothek**
Die Deutsche Nationalbibliothek lists this publication in the Deutsche Nationalbibliografie; detailed bibliographic data are available in the Internet at http://dnb.d-nb.de.

∞

Gedruckt auf alterungsbeständigem, säurefreien Papier
Printed on acid-free paper

ISBN-13: 978-3-8382-0339-3



Printed in Germany

Cem Ekmekcioglu

# Voll fett –

## oder: Alles was Du über Ernährung wissen solltest

Mit Illustrationen von Jörg Zotter

*Ich widme dieses Buch meinen Kindern*
*Stella, Ina und Deniz*

# Danksagung

Ich möchte mich bei meiner Frau Andrea, bei Frau Mag. Karin Lobner, Ernährungswissenschaftlerin (www.gefühlsküche.at), Frau. Mag. Alexandra Hofer, Ernährungswissenschaftlerin und Geschäftsführerin der österreichischen Gesellschaft für Ernährung (ÖGE), sowie bei Herrn Univ.-Prof. Dr. Wolfgang Marktl für die kritische und konstruktive Durchsicht des Manuskripts bedanken.

Sämtliche im Folgenden dargestellten Daten, Formeln und Ausführungen wurden mit größter Sorgfalt recherchiert und zusammengestellt. Dennoch können weder Verlag noch Autor sich für ihre Richtigkeit verbürgen; jegliche Haftung seitens Verlag oder Autor für die Richtigkeit der in diesem Buch gemachten Angaben ist daher ausgeschlossen.

# Inhalt

# Vorwort

»Du musst essen, damit du groß und stark wirst!« Diesen Satz hören Kinder und Jugendliche von ihren Eltern besonders häufig, wenn es um die Ernährung geht, dicht gefolgt von »Gegessen wird, was auf den Tisch kommt!« und »Iss bitte auf«. Manchmal heißt es auch: »Lass Dir Zeit beim Essen!« Generationen von Müttern und heutzutage auch Vätern konnten mit diesen Aufforderungen ihre jungen Sprösslinge doch irgendwie dazu bewegen, ein bisschen mehr zu essen und sich weniger ablenken zu lassen.

Auch Dir klingen sicher noch diese lästigen Standardsätze Deiner Eltern in den Ohren, und auch Du wirst Dir irgendwann einmal insgeheim gesagt haben: »Lasst mich doch damit in Ruhe. Ich kann es nicht mehr hören!« Wieso ist es jedoch nicht egal, ob und was wir essen? Dass wir ohne Essen und Trinken nicht überleben können, das ist sowieso jedem klar. Dass aber die Ernährung auch unsere Gesundheit und Leistungsfähigkeit entscheidend mitbeeinflusst, sei es zum Positiven oder zum Negativen, ist Dir bestimmt schon weniger bekannt. Du selbst hast es in der Hand, was Du in den nächsten 70-80 oder vielleicht auch mehr Jahren mit Dir und Deinem Körper vorhast. Du kannst als Jugendliche(r) bezüglich Deiner Ernährung natürlich mehr oder minder tun und lassen, was Du willst. Tatsache ist aber, dass Du durch eine bewusste Ernährung eine gute Basis für Deine Zukunft schaffen kannst.

Unsere Lebensgewohnheiten haben sich mit den Jahrzehnten gewandelt. Früher und viel früher haben sich die Menschen kaum Gedanken über die Art ihrer Ernährung gemacht, da es eher ums

Überleben und Nicht-Verhungern ging. Im Gegensatz zur heutigen Zeit haben sich die Menschen früher jedoch viel mehr bewegt. Damals gab es auch keine Autos, Mopeds, Fernseher, Computer, Computerspiele, Smartphones etc. Wir müssen auch nicht mehr durch Jagd und mühevollen Ackerbau unsere Ernährung sichern. Ein Spaziergang zum Supermarkt oder zum Schnellrestaurant genügt. Hier finden wir aber nicht nur hochwertige Produkte, sondern können uns problemlos täglich mit fett-, salz- und zuckerreichen Lebensmitteln »befriedigen«. Eine Packung Chips, die Flasche Cola, massenhaft Süßes, regelmäßig Burger mit fetten Pommes und häufig salzreiche Fertigmahlzeiten, das kann ja auf Dauer nicht gesund sein, das wird wahrscheinlich sowieso jeder wissen oder zumindest erahnen. Klar ist, dass so eine Ernährung die Entstehung von Übergewicht und anderen Krankheiten fördert.

Viele Erwachsene aber leider auch immer mehr Jugendliche werden daher krank, weil ihr Immunsystem aufgrund schlechter Ernährung nicht optimal funktioniert. Unser Immun- bzw. »Abwehrsystem« ist dazu da, uns vor Krankheitserregern zu schützen, und kann nicht gut arbeiten, wenn wir uns schlecht ernähren. Eine bewusste gesunde Ernährung ist außerdem bei Kindern und Jugendlichen besonders wichtig für die Knochen und das Wachstum. All das und einiges mehr wird in diesem Buch besprochen. Konkret erzähle ich etwas über Lebensmittel und Nährstoffe und wie sie aufgenommen werden, was gesunde Ernährung überhaupt ist, und widme ein eigenes Kapitel dem Übergewicht. Am Schluss des Buches werden die Fachbegriffe noch einmal im Glossar, also einer Liste von Wörtern mit Erklärungen, kurz erläutert. Ich wünsche Dir viel Spaß beim Lesen des Buches und hoffe, ja, ich bin davon überzeugt, dass Du einiges Neues erfahren wirst und dann auch umsetzen kannst. Davon wirst nicht nur Du profitieren, sondern auch Deine Eltern, Freunde und Bekannten.

# Grußwort

Aktuell ist jedes fünfte Kind in Österreich übergewichtig bzw. adipös. Aus dicken Kindern werden später häufig dicke Jugendliche und Erwachsene. Durch eine ausgewogene und gesundheitsförderliche Ernährung kann das Risiko für Übergewicht und in der Folge viele ernährungsassoziierte Erkrankungen deutlich reduziert werden.

Cem Ekmekcioglu, der Autor dieses Buches, ist Physiologe und Ernährungsmediziner und zudem langjähriges Mitglied des Vorstands der Österreichischen Gesellschaft für Ernährung (ÖGE). In seinem neuesten Werk richtet er sich direkt an Kinder und Jugendliche, wobei sich interessierte Erwachsene natürlich auch fortbilden dürfen!

Abseits der üblichen Schul- und Lehrbücher bietet dieses Buch fundiertes Fachwissen in einfacher und bildhafter Sprache. Humorvolle Kurzgeschichten und zahlreiche Hintergrundinformationen liefern spannende AHA-Effekte und zeigen auf, was in unseren Lebensmitteln wirklich steckt, welche komplexen physiologischen Vorgänge im Körper ablaufen und wie sich Essen und Trinken auf unser Wohlbefinden und unsere Gesundheit auswirken. Zahlreiche praxisnahe Tipps zeigen, wie aktuelle Ernährungsempfehlungen einfach in den Alltag umsetzbar werden.

Die ÖGE wünscht diesem Buch viele begeisterte junge, aber natürlich auch ältere Leserinnen und Leser!

Univ. Ass. Prof. Dr. Petra Rust
(Vizepräsidentin, Österreichische Gesellschaft für Ernährung)
Mag. Alexandra Hofer
(Geschäftsführerin, Österreichische Gesellschaft für Ernährung)

# 1. Lebensmittel und Nährstoffe

## 1.1. Warum müssen wir überhaupt essen?

Müssen Kinder also wirklich viel essen, um groß und stark zu werden? Warum müssen wir überhaupt essen? Tatsache ist, dass alle Menschen essen und trinken müssen, um zu leben. Ohne Essen können wir maximal 40 bis 50 Tage überleben. Wie lange genau, hängt vor allem von der Ausgangslage ab, davon, wie viel »Speck« wir angesetzt haben. Mit »Speck« ist der Gehalt an Fettgewebe gemeint; es gibt ihn zum einen als sichtbaren »Speck«, der unter der Haut und am Bauch liegt und für die unbeliebten Speckröllchen sorgt, und zum anderen als unsichtbaren Speck, der die Organe im Inneren unseres Körpers umhüllt.

Eigentlich ist Fett ein hochwertiger Energielieferant, und ohne Energie können wir nicht überleben. Wir müssen dem Körper jeden Tag Energie zuführen. Nur – was ist Energie, und warum brauchen wir sie? Physikalisch gesehen bedeutet Energie strenggenommen die Fähigkeit, Arbeit zu verrichten. Das passiert zum Beispiel dann, wenn Du Dein Fahrrad einen Berg hinaufschiebst oder Deine Schultasche trägst.

Es gibt unterschiedliche Formen der Energie, dazu gehören Bewegungsenergie, elektrische Energie, chemische Energie, aber auch Wärmeenergie.

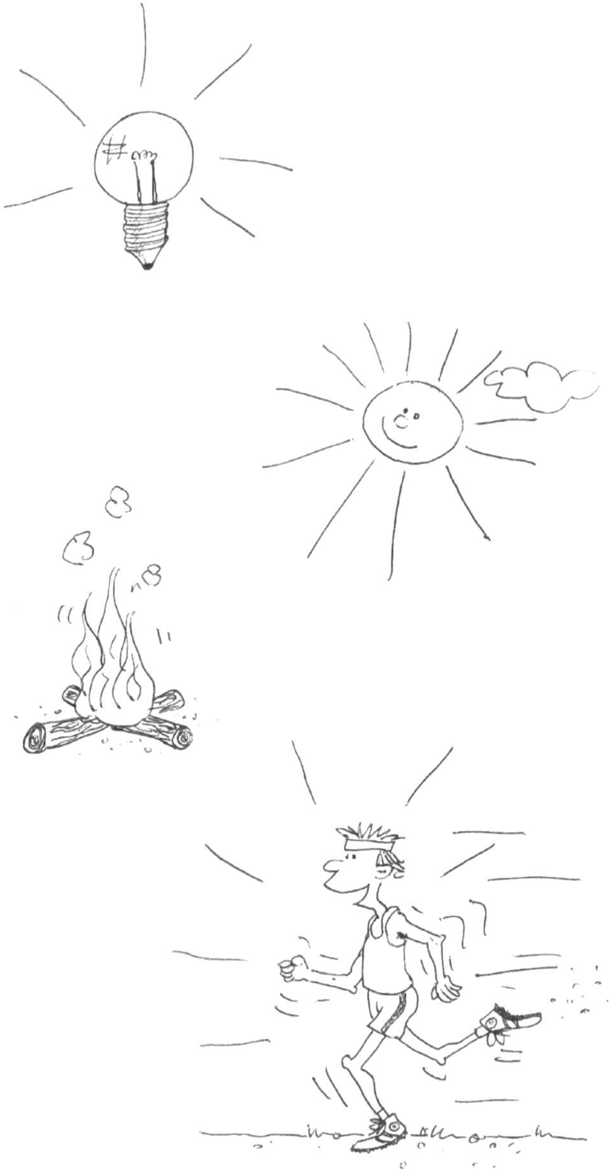

**Einige Formen der Energie**

Energie kann gespeichert oder verwendet werden. Wenn Du zum Beispiel einen Gegenstand vom Boden aufhebst, speichert dieser Gegenstand Energie, welche dann umgesetzt wird, wenn Du den Gegenstand wieder loslässt und er auf den Boden fällt.

Ganz wichtig zu wissen ist, dass Energie nicht verloren geht, sondern sie immer nur von einer Energieform in eine andere umgewandelt werden. Solarzellen nehmen zum Beispiel Strahlungsenergie der Sonne auf und wandeln sie in elektrische Energie um, so dass Strom fließen kann. Ein Automotor wandelt Benzin, also chemische Energie, in mechanische beziehungsweise Bewegungsenergie um. Benzin kann dabei auch als eine Form der gespeicherten Energie angesehen werden, welche durch Verbrennung im Zylinder des Motors umgesetzt wird.

Ähnliches trifft auch auf die Energie zu, die in unserer Nahrung steckt. Unsere Lebensmittel enthalten energieliefernde Nährstoffe, vor allem Kohlenhydrate - das sind verschiedene kleinere und größere Zuckermoleküle - und Fette, aber auch Eiweiß. Also immer, wenn Du etwas isst, nimmst Du automatisch Energie auf. Ähnlich wie Benzin sind diese energieliefernden Stoffe eine Form der gespeicherten chemischen Energie. Diese wird in den Körperzellen umgesetzt und kann dann für verschiedene mechanische und chemische Prozesse verwendet werden. Alle Zellen brauchen ständig eine minimale Menge an Energie, sonst würden sie absterben. Energie wird zum Beispiel benötigt für die Muskelarbeit oder auch für den Transport von Nährstoffen in die Körperzellen. Den geringsten Energiebedarf haben wir logischerweise im Schlaf, wohingegen bei körperlicher Betätigung und beim Sport, aber auch, wenn wir eine Rechenaufgabe lösen, der Energiebedarf deutlich ansteigt.

Wie viel Energie liefern überhaupt Kohlenhydrate, Fette und Eiweiß? Wie kann man das messen? Wie Du bereits weißt, sind die energieliefernden Substanzen chemische Stoffe. Diese können wie zum Beispiel Kohle oder Holz logischerweise auch verbrannt werden. Dabei entsteht Wärme. Wenn zum Beispiel ein Holzstück völlig abgebrannt ist, wurde die gesamte chemische Energie in Wärmeenergie umgewandelt. Das wiederum bedeutet, dass durch die Messung der entstandenen Wärme auf den Energiegehalt des Holzstücks geschlossen werden kann, da ja Energie nicht verloren geht, sondern nur umgewandelt wird. Das gleiche Prinzip gilt auch für die energieliefernden Nährstoffe.

Den Energiegehalt von Nährstoffen, den sogenannten Brennwert, kann man in einem Bombenkalorimeter bestimmen. Kalorimeter stammt aus dem lateinischen (»calor«) und bedeutet Wärme. Das bedeutet, dass man mit so einem Kalorimeter Wärme misst. Die Skizze zeigt euch so ein Gerät.

Wie funktioniert jetzt die Messung? Es wird einfach eine definierte Menge von zum Beispiel 100 Gramm Zucker oder Fett in die »Bombe« hineingegeben. Unter Beteiligung von reichlich Sauerstoff wird dann der Zucker oder das Fett komplett verbrannt. Dabei entsteht Wärme, die das Wasser in der Hülle des Kalorimeters aufheizt. Der Temperaturunterschied zwischen Beginn des Versuchs und Ende des Versuchs gibt dann einen Hinweis auf den Brennwert der Nährstoffe und damit deren Energiegehalt. Der Brennwert wird in Kilokalorie, abgekürzt kcal, oder wissenschaftlich richtigerweise in Kilojoule, abgekürzt kJ, angegeben. Dabei entspricht eine Kilokalorie in etwa 4,2 Kilojoule. Kohlenhydrate haben einen Brennwert von etwa 4,1 Kilokalorien pro Gramm, wohingegen Fett mit 9,3 Kilokalorien mehr als doppelt so viel Energie liefert.

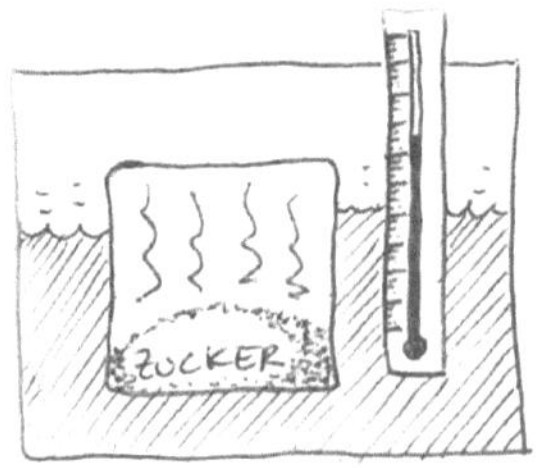


**Eine stark vereinfachte Darstellung eines Bombenkalorimeters**

Jetzt wirst Du Dich sicher fragen: Na ja, wenn die ganze chemische Energie von zum Beispiel Fett in Wärme übergeht, wieso können dann die Organe im Körper arbeiten? Nur durch Wärme? Das geht doch gar nicht, oder? Im Grunde genommen hast Du Recht, Wärme kann einen Muskel nicht, oder sagen wir einmal nur wenig dazu bringen, sich zusammenzuziehen oder die Bildung eines Moleküls zu bewirken. Wie also funktioniert das dann?

Unser Körper besitzt die Möglichkeit, die Energie, die beim Verbrennen von Zucker, Fett und Eiweiß entsteht, aufzufangen, bevor sie in Form von Wärme verloren geht. Er bildet daraus nämlich ein Molekül mit dem unaussprechlichen Namen Adenosintriphosphat, abgekürzt ATP. Für die ATP-Bildung wird der Sauerstoff, den wir einatmen, verwendet.

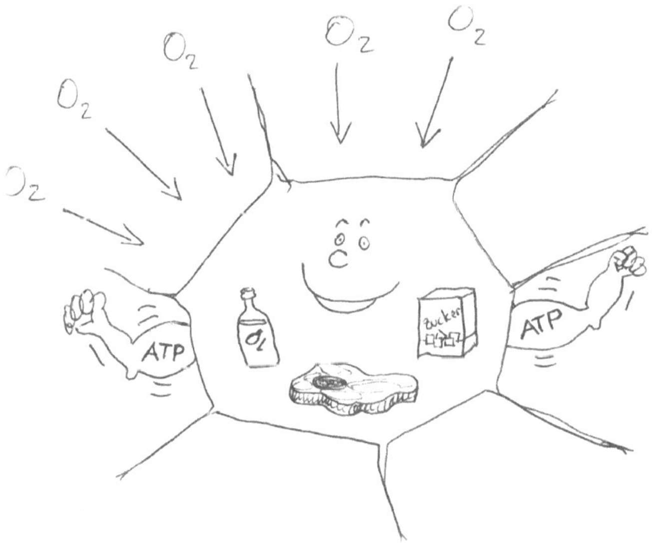


Das ATP stellt also eine Form der gespeicherten Energie dar, welche gezielt bei energieverbrauchenden Prozessen wie zum Beispiel Muskelarbeit eingesetzt wird. Wird nun das ATP verbraucht, entsteht wiederum Wärme, und ein großer Teil der verbrauchten bzw. verbrannten Energie wird von unserem Körper in Form von Wärme nach außen abgegeben. In Ruhe entspricht diese Menge in etwa der Wärmemenge, die von Glühbirnen mit einer Leistung von etwa 60 bis 100 Watt produziert wird.

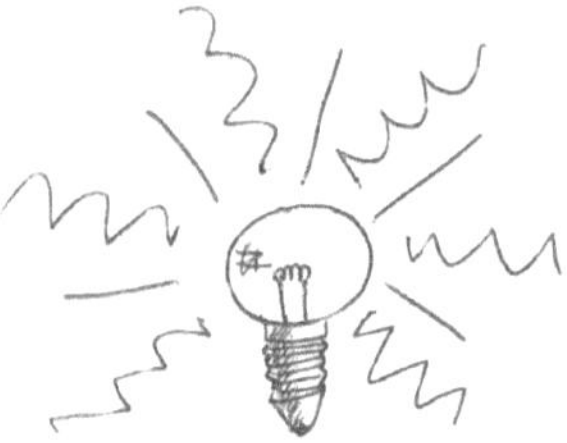

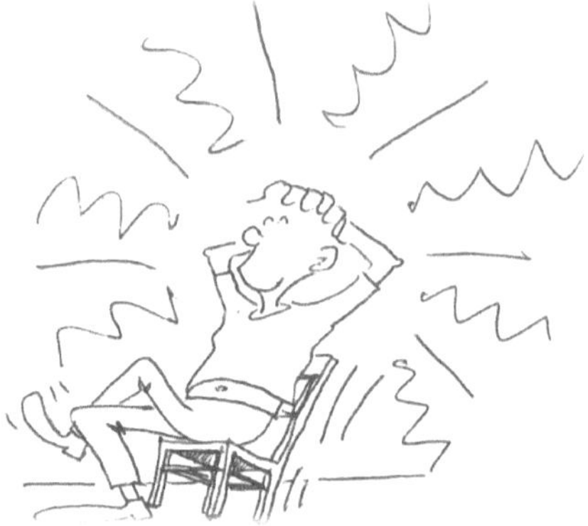

Jeder setzt pro Tag eine bestimmte Menge an Energie um, anders ausgedrückt »verbrauchst« Du täglich eine bestimmte Energiemenge. Das Wort »umsetzen« ist dabei eigentlich genauer als »verbrauchen«, da ja die Energie nicht verloren geht, sondern von einer Form in die nächste umgesetzt wird. Der Einfachheit halber verwende ich aber trotzdem den Begriff verbrauchen. Die verbrauchte Menge an Energie hängt natürlich davon ab, ob Du Dich viel bewegst oder den Tag vor der Glotze beziehungsweise dem Computer verbracht hast. Am meisten Energie wird nämlich bei körperlicher Bewegung verbraucht, und je länger und intensiver, umso mehr Energie wird verbraucht. So gesehen, verbraucht ein Torhüter bei einem Fußballmatch weniger Energie als der Mittelstürmer, der sich ja viel mehr bewegt.

Normalerweise nimmt man pro Tag ungefähr so viel Energie mit der Nahrung auf, wie man verbraucht, so dass die Energiebilanz *ausgewogen* ist. Das lässt sich wie folgt veranschaulichen:

*Energieaufnahme minus Energieverbrauch gleich null*

Wenn man allerdings ständig über längere Zeit hinweg mehr Energie mit der Nahrung aufnimmt, als man verbraucht, wäre die

Energiebilanz *positiv*. Ein Beispiel soll dies verdeutlichen: Du nimmst pro Tag, sagen wir mal, über Dein Frühstück, Mittag- und Abendessen, Zwischenmahlzeiten, Naschereien, Chips sowie energiereiche Getränke wie Cola so um die 2300 Kilokalorien an Energie auf. Dein Energieverbrauch beträgt aber nur 2000 Kilokalorien.

2300 Kilokalorien minus 2000 Kilokalorien ergeben 300 Kilokalorien. Was passiert mit diesen 300 Kilokalorien überflüssiger Energie? Sie werden im Körper in Form von Fett gespeichert.

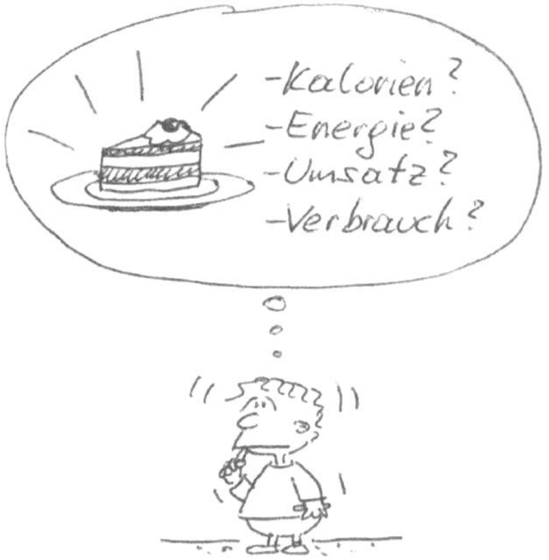


Neben der Zufuhr von Energie ist ein zweiter Grund, warum wir insbesondere hochwertige Nahrung essen müssen, der, dass der Körper die regelmäßige Zufuhr von gewissen lebenswichtigen Nährstoffen braucht, die er nicht selbst herstellen oder speichern kann und die für die Erhaltung lebenswichtiger Funktionen im Körper benötigt werden. Zu den lebenswichtigen (essentiellen) Nährstoffen zählen neben Wasser:

- Vitamine, zum Beispiel Vitamin C;
- bestimmte Mineralstoffe (Mengen- und Spurenelemente; Mengenelemente wie Calcium kommen in höheren Mengen im Körper vor, wohingegen Spuren-

elemente wie Selen nur in sehr geringen Mengen im Körper zu finden sind);

- neun unentbehrliche essentielle Aminosäuren, zum Beispiel Tryptophan
- mehrfach ungesättigte Fettsäuren wie die Omega-3-Fettsäuren.

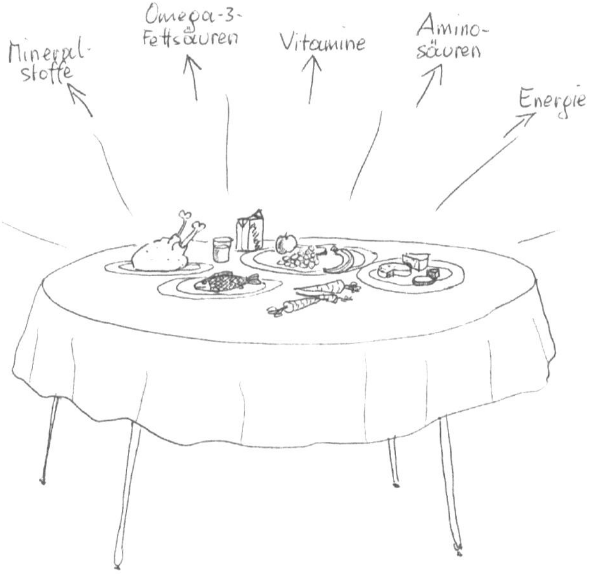


Ein Fehlen dieser Nährstoffe führt zu lebensbedrohlichen Gesundheitsschäden. In den folgenden Kapiteln dieses Buches werde ich noch ausführlich auf einen Großteil dieser Nährstoffe eingehen.

Zurück zu unserer Eingangsfrage: Müssen Kinder und Jugendliche viel essen, damit sie groß und stark werden? Die Antwort ist Ja – und Nein. Richtiger wäre: Kinder und Jugendliche müssen *genügend* gesunde und *hochwertige* Lebensmittel essen, um groß und stark zu werden. *Genügend* deswegen, damit die Energiebilanz ihrem Energieverbrauch entspricht. *Hochwertige* Nahrung deshalb, damit möglichst viele lebenswichtige Nährstoffe zugeführt werden. Diese sind insbesondere wichtig für das Wachstum und eine gute Leistungsfähigkeit. Zu den hochwertigen

Lebensmitteln gehören vor allem Obst und Gemüse, Vollkorngetreideprodukte, sowie Milch und Milchprodukte ergänzt durch Fleisch, Fisch und Eier. Auch auf diese Lebensmittel komme ich im weiteren Verlauf des Buches ausführlicher zu sprechen.

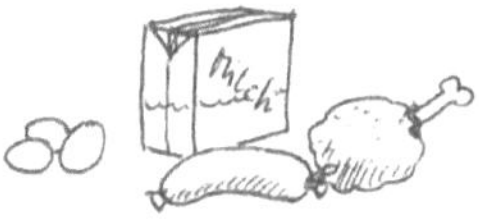


tier. Lebensmittel

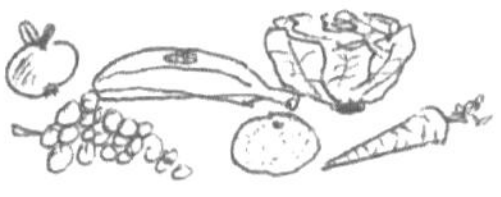

pflanzl. Lebensmittel

## 1.2. Woraus bestehen Lebensmittel eigentlich?

Ob die Cornflakes mit Milch zum Frühstück, das belegte Brötchen zwischendurch, die Frankfurter Würstchen mit Pommes und Ketchup zu Mittag oder auch die Gemüsesuppe am Abend: Wir verzehren jeden Tag verschiedenste Arten von Lebensmitteln. Diese stammen grundsätzlich entweder von Pflanzen ab oder sind tierischen Ursprungs. Zu den Lebensmitteln *pflanzlichen* Ursprungs gehören Gemüse wie Karotten und Zucchini, Kartoffeln, Hülsenfrüchte wie Bohnen und Linsen, Obst, Brot und Backwaren, Reis, Nudeln, Speiseöle und Nüsse, aber auch Süßes wie Honig, Marmelade und Kakao. Zu den klassischen Lebensmitteln *tierischen* Ursprungs gehören Eier, Milch und Milchprodukte wie Joghurt und Käse, Fleisch und Wurstwaren sowie Fisch.

Diese Lebensmittel können roh oder frisch gekocht sein oder aber industriell verarbeitet, wie zum Beispiel in Konserven und diversen Fertiggerichten.

Schließlich dürfen wir auch die Getränke nicht vergessen. Auf das Trinken komme ich in einem späteren Kapitel zu sprechen.

Woraus bestehen Lebensmittel überhaupt? Bislang haben wir über energieliefernde und lebenswichtige Nährstoffe gesprochen. Fast alle Lebensmittel – ausgenommen Wasser und energiefreie Getränke wie Kräutertees beziehungsweise Gewürze und diverse

Aromastoffe – enthalten die energieliefernden Nährstoffe Kohlenhydrate, Fett und Eiweiß, jedoch ist die Verteilung dieser Nährstoffe von Lebensmittel zu Lebensmittel unterschiedlich. Reis, Nudeln und Brot zum Beispiel enthalten sehr viele Kohlenhydrate, vor allem Stärke, wohingegen Fleisch und Käse viel Eiweiß, aber auch Fett enthalten. Zu den energieliefernden Stoffen und ihrem Vorkommen in den Lebensmitteln erfährst Du Genaueres in den nächsten Kapiteln.

Wichtig ist auch, dass unsere Lebensmittel neben den energieliefernden Nährstoffen uns auch mit Vitaminen, Mineralstoffen und Spurenelementen beliefern, die für ein gutes Funktionieren der Organe wichtig sind. Daneben enthalten vor allem Obst und Gemüse auch sogenannte sekundäre Pflanzenstoffe, die zwar nicht unbedingt lebenswichtig sind, aber positive Wirkungen auf die Gesundheit haben. Daher werden sie auch als gesundheitsfördernde Stoffe bezeichnet.

## 1.3. Das Gute, das Böse und das Hässliche: Fett

*Fett* gehört bei Kindern und Jugendlichen zu den absolut coolen Wörtern. Entweder man bezeichnet damit beleidigend die Körperfülle einer Person, oder man verwendet es als Ausdruck dafür, dass etwas so richtig toll ist, also »echt fett!«

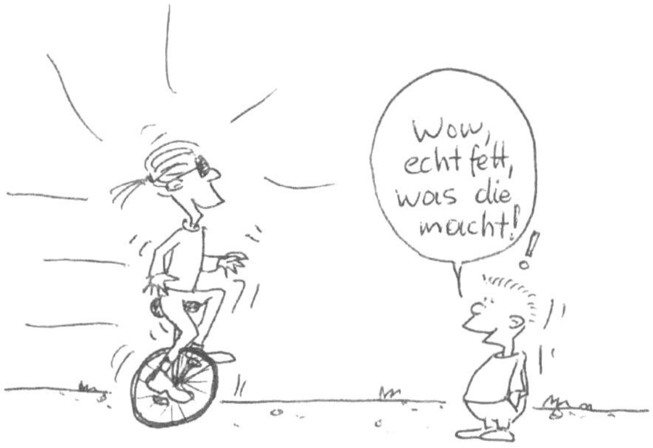


Fette sind wesentliche Bestandteile der Nahrung. Sie liefern nicht nur Energie, sondern erfüllen auch wichtige Aufgaben im Körper. Sie sind zum Beispiel Bestandteile von Zellen, schützen uns aber auch vor Kälte, indem sie eine Isolationsschicht in der Haut bilden. Daneben sind Fette auch Ausgangssubstanzen für die Bildung von biologisch wirksamen, körpereigenen Molekülen, die zum Beispiel bei der Stillung von Blutungen, bei Fieber, Entzündungen und Schmerzen beteiligt sind.

Fette sind, neben Zucker und Kochsalz, besonders wichtig für Geschmack und Aroma der Nahrung. Darum schmecken uns auch fettreiche Lebensmittel wie zum Beispiel Pommes frites so gut im Gegensatz zu Pellkartoffeln. Lange Zeit wusste man nicht, warum Fettiges so gut schmeckt. Auf der Zunge, wo wir den Geschmack wahrnehmen, gibt es nämlich nur Geschmackszellen für süß, sauer, salzig und bitter. Seit ein paar Jahren nimmt man an, dass auch eigene Geschmackszellen für »umami« (eine weitere Geschmacksqualität neben süß, sauer, salzig und bitter) existieren, die auf Glutamat (das Salz der Glutaminsäure, welches als Geschmacksverstärker zum Einsatz kommt) reagieren. Und ganz neue Untersuchungen lassen eben vermuten, dass es neben diesen fünf Geschmacksrichtungen auch die Geschmacksrichtung fettig gibt. Das würde auch erklären, warum wir fetthaltige

Lebensmittel so mögen. Evolutionär betrachtet, macht das auch Sinn, weil zu Zeiten der Jäger und Sammler, als die Menschen oder ihre evolutionären Vorfahren auf ständiger Nahrungssuche waren, eine Vorliebe für fett- und damit besonders energiehaltige Lebensmittel einen Überlebensvorteil darstellte.

Neben den klassischen Fetten gibt es noch das fettähnliche *Cholesterin*. Das Wort Cholesterin ist fast immer negativ besetzt. Häufig ist die Rede von einem zu hohen Cholesterinspiegel oder davon, dass der Cholesterinspiegel gesenkt werden müsse. Jedoch solltest Du wissen, dass Cholesterin eine lebenswichtige Substanz ist, die unter anderem zur Bildung von Hormonen und Gallensäuren benötigt wird. Hormone sind chemische Stoffe, die in sogenannten Hormondrüsen gebildet werden und über den Blutweg zu ihren Zielzellen gelangen, um dort verschiedene Zellvorgänge zu beeinflussen. Gallensäuren wiederum werden zur Aufnahme von Fetten im Darm benötigt.

Cholesterin wird im Körper selbst gebildet. Daher sind wir nicht auf eine Cholesterinzufuhr über die Nahrung angewiesen. Ein hoher Cholesterinspiegel im Blut, zum Beispiel durch eine hohe Cholesterinaufnahme über die Nahrung oder bei Erkrankungen des Fettstoffwechsels, begünstigt die Entstehung der sogenannten Arteriosklerose, im Volksmund auch Arterienverkalkung genannt. Verkalkte Arterien haben eine eingeengte Öffnung, durch die das Blut nicht so gut fließen kann – wie ein Wasserschlauch, der von außen zugedrückt wird.

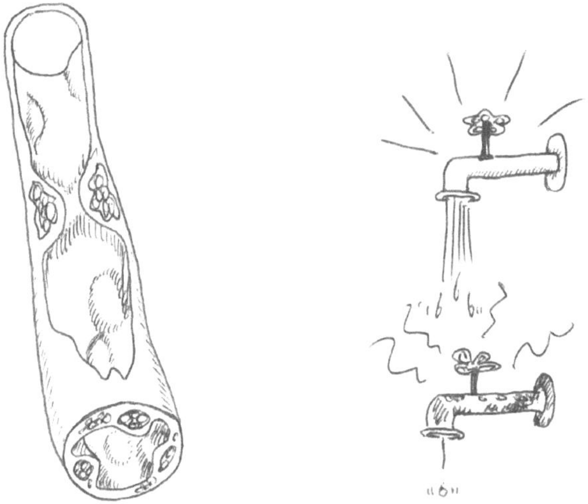

**Arteriosklerose - verkalktes Gefäß**

> *Arteriosklerose*
> *Das Blut, das durch die Arterien fließt, ist besonders wichtig für die Versorgung der Organe mit Sauerstoff. Daher führt eine Arteriosklerose zu einer Einschränkung der Organdurchblutung. Es kommt in weiterer Folge zu einer ungenügenden Versorgung mit Sauerstoff und zum Absterben von Zellen. Bekanntestes Beispiel ist der Herzinfarkt, der durch eine starke Verkalkung der Herzkranzarterien, die den Herzmuskel mit Sauerstoff beliefern, verursacht wird.*

Fette finden sich sowohl in tierischen als auch in pflanzlichen Lebensmitteln, wobei in letzteren kein Cholesterin vorkommt. Fleisch und Fleischprodukte, Fisch, Eier, Milch und Milchprodukte wie Butter, Käse und Sahne bilden die Hauptquellen an tierischen Fetten. Zu den pflanzlichen Lebensmitteln, die reichlich Fett enthalten, gehören Nüsse, Oliven und Avocado sowie vor allem pflanzliche Öle.

Die Nahrungsfette bestehen aus Fettsäuren. Dabei kann man unterscheiden zwischen ungesättigten und gesättigten Fettsäuren sowie sogenannten Trans-Fettsäuren. Man könnte die drei frei nach einem Western aus den Sechzigerjahren (»The Good, the Bad and the Ugly«), auch beschreiben als die Guten, die Bösen und die Hässlichen.

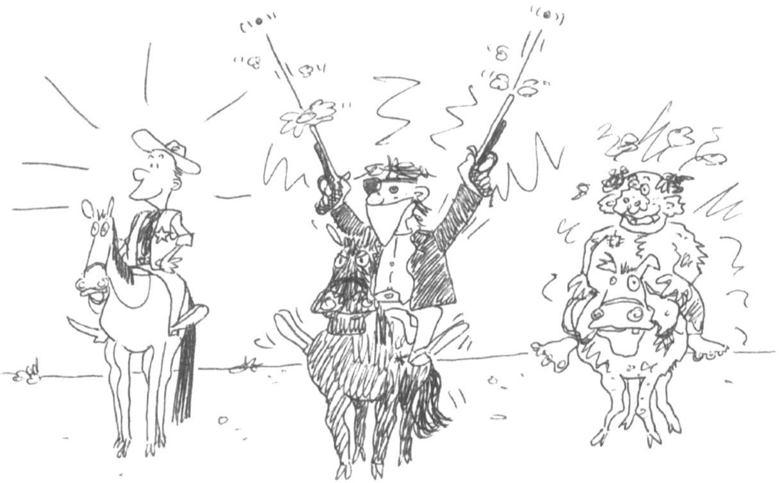

Die »Guten« sind die mehrfach ungesättigten Fettsäuren. Sie sind Bestandteile von Zellmembranen, die jede einzelne Zelle unseres Körpers umhüllen, und besonders wichtig für das Nervensystem, also vor allem für das Gehirn, sind. Außerdem sind sie beteiligt bei der Immunabwehr, bei der Stillung von Blutungen und können auch die Gefäßweite kontrollieren. Daher müssen wir sie regelmäßig über die Nahrung zuführen. Zu den mehrfach ungesättigten Fettsäuren aus der Nahrung gehören die Omega-6-Fettsäuren (Linolsäure), welche vor allem in Nüssen und pflanzlichen Ölen enthalten sind, und die Omega-3-Fettsäuren (Alpha-Linolensäure) aus pflanzlicher Nahrung beziehungsweise Ölen sowie Eikosapentaensäure (EPA) und Dokosahexaensäure (DHA) aus Fischen.

Ungesättigt bedeutet übrigens, dass in dem Molekül sogenannte Doppelbindungen zwischen zwei benachbarten Kohlenstoffatomen vorhanden sind.

Um Dich gesund zu ernähren, solltest Du daher am besten ein- bis zweimal in der Woche Fisch essen (lies auch das Kapitel

Fish it up!). Nüsse werden wegen ihres hohen Gehalts an diesen wichtigen Fettsäuren als »Brain Food« bezeichnet, wobei Meeresfische diesbezüglich mindestens genauso gut sind.

Das »hässliche« Fett – in diesem Fall sind die gesättigten Fettsäuren gemeint– findet sich in sichtbarer oder versteckter Form vor allem in tierischen Produkten wie Wurst, nichtmagerem Fleisch, Palmöl (gewonnen aus dem Fruchtfleisch der Ölpalme) sowie Butter, Vollmilch und Käse. Weil unser Körper die gesättigten Fettsäuren selber bilden kann, sind wir eigentlich nicht auf eine Zufuhr angewiesen. Wenn wir zunehmen und ein ordentliches Fettpolster unter der Haut und am Bauch anlegen, besteht dieses zu einem großen Teil aus diesen Fettsäuren. Zwar macht ein Zuviel von diesem energiereichen Fett jeden von uns irgendwann dick, aber trotzdem ist es wichtig in unserer Nahrung. Zum einen ist es für den guten Geschmack von Lebensmitteln wichtig. Ein guter Geschmack ist einer der wichtigsten Gründe, warum wir überhaupt Lust haben zu essen. Durch das Essen wiederum führen wir dem Körper wichtige Nährstoffe zu. Dies hat vor allem in der Wachstumsphase von Kindern und Jugendlichen eine Bedeutung. Außerdem wird durch die Zufuhr von Fett auch die Aufnahme von lebenswichtigen fettlöslichen Vitaminen gesteigert.

## *Die »Bösen«: Trans-Fettsäuren*

Die Trans-Fettsäuren zählen zu den übelsten Nahrungsbestandteilen. Sie gehören zur Gruppe der ungesättigten Fettsäuren. Im Unterschied zu den anderen ungesättigten und lebenswichtigen Fettsäuren, die etwa im Fisch vorkommen und von der chemischen Struktur her gebogen sind, haben sie eine chemisch gerade Gestalt.

Trans-Fettsäuren entstehen vorwiegend über drei Wege:

- Bei der Verarbeitung (industrieller Härtung) von flüssigen Ölen zu festen Fetten wie Backfett und Hartmargarine; die

Härtung erhöht die Haltbarkeit und die Geschmacksstabilität von Lebensmitteln, die diese Fette enthalten.

- Sie entstehen beim Erhitzen und Braten von Ölen bei hohen Temperaturen.
- Trans-Fettsäuren kommen aber auch natürlich vor, überwiegend in tierischen Lebensmitteln (etwa in Milch- und Rinderfett) durch bakterielle Umformung von ungesättigten Fettsäuren im Pansen (Vormagen) von Wiederkäuern.

Trans-Fettsäuren finden sich vor allem in Backwaren, Fast-Food-Produkten, besonders Pommes, aber auch in Chips, Mikrowellenpopcorn und Keksen. Bei Ernährungswissenschaftlern stehen die Trans-Fettsäuren auf der Abschussliste, weil ein hoher Verzehr zu einer Verschlechterung der Blutfettwerte führt und dadurch langfristig die Gefäße schädigt.

Die Blutfettwerte werden nach einer Blutabnahme im Blut bestimmt. Dabei werden die Konzentrationen von Triglyzeriden oder auch sogenannten Neutralfetten, das sind die Hauptfette in der Nahrung, (Gesamt-)Cholesterin sowie LDL (low density lipoprotein) und HDL (high density lipoprotein) bestimmt. LDL und HDL transportieren Fette im Blut. Das LDL beliefert die Organe mit Fett und Cholesterin, wohingegen das HDL die Ausscheidung des Cholesterins über die Galle vermittelt.

Eine hohe Konzentration von Triglyzeriden, Gesamtcholesterin und LDL wird von Ärzten als ungünstig betrachtet. Andererseits ist eine hohe HDL-Konzentration gut, da ja HDL für die Ausscheidung von überschüssigem Cholesterin wichtig ist.

Aus den genannten Gründen solltest Du darauf achten, möglichst wenig Trans-Fettsäuren mit der Nahrung aufzunehmen, damit Du als Erwachsene(r) keine Herz-Kreislauf-Erkrankungen bekommst.

Durch einen vernünftigen Umgang mit Backwaren (z.B. Croissants, Topfengolatschen und Donuts) und Fast-Food-Produkten wie Pommes, Chips und Mikrowellenpopcorn) kannst Du Deine Belastung mit Trans-Fettsäuren gering halten. Ganz einfach lassen sich Trans-Fettsäuren einsparen, wenn Du insgesamt darauf achtest, weniger fetthaltige Lebensmittel zu verzehren. Verzichte aber nicht auf hochwertige Pflanzenöle zum Anbraten von Speisen oder für den Salat wie z.B. Rapsöl oder Olivenöl.

*Wie viel Fett hat der Käse?*
*Beim Käse kann der Fettgehalt stark variieren. Er wird entweder als Fettgehalt in der Trockenmasse (F. i. Tr.) oder als absoluter Wert angegeben. Jeder Käse besteht zu unterschiedlichen Verhältnissen aus Fett und Wasser. Enthält er mehr Wasser, hat er weniger Trockenmasse, was bedeutet, dass er bei einem gleichen Fettgehalt in der Trockenmasse im Vergleich zu einem Käse mit geringerem Wasseranteil auch einen geringeren Fettanteil aufweist. Den höchsten Fettgehalt haben daher Hartkäse (geringer Wassergehalt) mit einem hohen Fettgehalt in der Trockenmasse (mehr als 40 Prozent). Dazu gehören zum Beispiel Emmentaler und Bergkäse. Im Gegensatz dazu haben Feta, Mozzarella oder auch Edamer (mit 30 Prozent F. i. Tr.) einen geringeren absoluten Fettgehalt.*
*Konkret: Ein Edamer mit 30 Prozent F. i. Tr. hat einen Wasseranteil von etwa 50 Prozent. Das heißt, bei einem Verzehr von 100 Gramm Käse werden 15 Gramm Fett zugeführt, da 100 Gramm minus 50 Gramm (Wasseranteil) gleich 50 Gramm (Trockenmasse) ergeben, und 30 Prozent von 50 Gramm sind 15 Gramm. Andersherum beträgt der absolute Fettgehalt dieses Edamers 15 Prozent (bei 100 Gramm Gesamtgewicht also 15 Gramm).*

## 1.4. Zucker ist nicht gleich Zucker

Unter Kohlenhydraten wird im allgemeinen Sprachgebrauch Zucker verstanden. Ich verwende das Wort Zucker jedoch in diesem Buch nur für den Zucker, den wir zum Süßen oder Naschen verwenden. Kohlenhydrate heißen auch deswegen Kohlenhydrate, weil sie aus Kohlenstoff und Wasser (Hydrat) bestehen. Die kleinsten Kohlenhydrate sind die sogenannten Einfachzucker mit den Hauptvertretern Traubenzucker (Glukose) und Fruchtzucker (Fruktose). Verbinden sich zwei Einfachzucker miteinander, entsteht ein Zweifachzucker. Die Bekanntesten sind der Haushaltszucker (in der Fachsprache: Sukrose), den wir zum Süßen von Speisen verwenden, und der Milchzucker (in der Fachsprache: Laktose), der wichtigste Zucker in Milch und Milchprodukten.

Verbinden sich mehr als zehn Einfachzucker miteinander, entsteht ein Vielfachzucker. Der bekannteste Vielfachzucker ist die Stärke, die aus vielen Traubenzuckermolekülen aufgebaut ist.

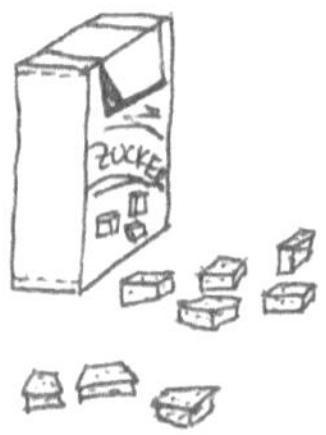


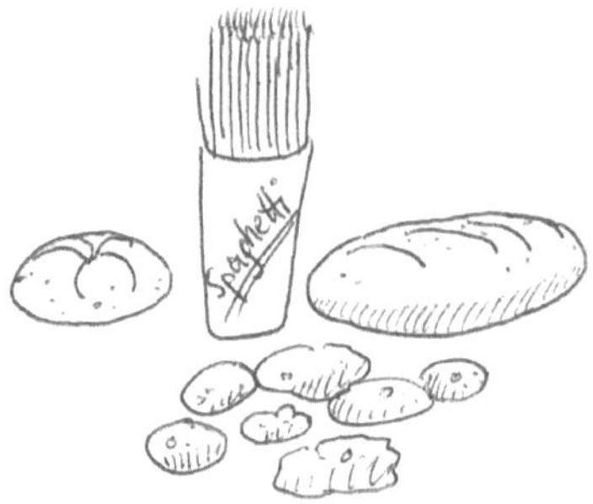


Die Stärke ist der Hauptnährstoff der Weltbevölkerung. Sie findet sich in reichlichen Mengen in pflanzlichen Grundnahrungsmitteln wie Reis, Nudeln, Brot und Kartoffeln. Einfach- und Zweifachzucker haben einen süßen Geschmack, während Stärke geschmacksneutral ist. Aber wenn man zum Beispiel ein Stück Brot lange genug im Mund behält schmeckt man einen süßlichen Geschmack. Das kommt daher, dass kleinere Bruchstücke des Stärkemoleküls, also die Einfach- und Zweifachzucker, abgespalten werden und die für süßen Geschmack empfänglichen Geschmacksknospen auf der Zunge stimulieren.

Du verzehrst also den ganzen Tag über Stärke, seien es die Cornflakes oder das Brötchen zum Frühstück oder die Spaghetti am Mittag oder das Kartoffelpüree am Abend. Mit der Stärke nimmst Du tausende Traubenzuckermoleküle auf. Du brauchst logischerweise daher nicht extra Traubenzucker oder Haushaltszucker zu essen. Der ist in reichlichen Mengen sowieso schon in der Stärke enthalten. Der einzige Vorteil davon, reinen Traubenzucker zu essen, ist seine schnelle Verfügbarkeit. Das bedeutet, dass er im Darm rasch aufgenommen wird und somit schneller in den Organen ankommt als Traubenzucker aus dem Stärkemolekül.

Da unser Gehirn fast ausschließlich Traubenzucker als Energiequelle verwerten kann und keine Fette und Eiweiße, ist das natürlich von Vorteil, wenn Du schnell und effizient Deinen Grips aktivieren musst, wie zum Beispiel bei einer Prüfung. Das gilt aber vor allem für *kurze* Prüfungen und Belastungen, da sich mittelfristig die Wirkung des Traubenzuckers auch umkehren kann (siehe weiter unten).

Auch Deine Muskeln benötigen bei länger andauernden körperlichen Belastungen Traubenzucker, so dass es sinnvoll sein kann, immer wieder einen Schluck eines zuckerhaltigen Getränks zu sich zu nehmen, wenn Du über eine längere Dauer Sport treibst. Nur aufgepasst: Der Zuckeranteil in dem Getränk darf nicht sehr hoch sein, weil dann die schnelle Verfügbarkeit nicht mehr gegeben ist. So gesehen sind die typischen Erfrischungsgetränke wie Limonade und Cola nicht besonders gut geeignet. Vernünftiger sind da typische Sportlergetränke. Oder noch besser: Du mixt Dir Dein Getränk für das Fußballmatch selber. Nachfolgend zwei Vorschläge dazu:

*Extratipp*

- *50 Gramm Trauben- oder Haushaltszucker plus 1 bis 1,5 Gramm Kochsalz (circa 1/5 Teelöffel) in einem Liter lauwarmen Wasser auflösen. Um den Geschmack zu verbessern, eventuell mit Zitronensaft abschmecken.*
- *0,5 Liter ungesüßten Fruchtsaft (zum Beispiel aus Orangen oder Grapefruit) plus 0,5 Liter Leitungswasser plus 1 bis 1,5 Gramm Kochsalz (ca. 1/5 Teelöffel).*

*Das so zusammengestellte Getränk solltest Du aufgrund des Zuckergehalts kühl lagern.*

Bis auf diese beiden Vorteile ist der Verzehr von Zucker, sei es Traubenzucker oder Haushaltszucker, - leider, leider - *schlecht*.

Warum? Na ja, zum einen begünstigt Zucker die Entstehung von Karies. Zucker wird von Bakterien, die sich im Zahnbelag angesiedelt haben, zu Säuren abgebaut. Die Säuren greifen dann den Zahn an, bewirken dadurch ein Herauslösen von Mineralien und damit langfristig die Entstehung von Karies.

Du solltest Dir nicht unmittelbar nach dem Naschen die Zähne putzen. Da die Säuren den Zahnschmelz aufgeweicht haben, sind die Zähne sehr empfindlich. Stattdessen kannst Du den Mund mit Wasser ausspülen oder eine Fluorid-Spüllosung verwenden. Besser ist es daher auch, ein Mal am Tag ausreichend Süßigkeiten zu essen, als über den ganzen Tag hinweg immer wieder ein bisschen zu naschen.

Außerdem enthalten gewisse zuckerhaltige Lebensmittel wie Würfelzucker, Naschzucker oder zuckergesüßte Getränke keine beziehungsweise kaum andere Nährstoffe, sondern nur »leere« Kalorien. Daher ist es sinnvoller, eine Scheibe Brot, welche etwa 20 Gramm Zucker enthält, zu essen als 20 Gramm Traubenzucker. Brot, vor allem das herzhaft schmeckende Vollkornbrot, enthält eine Vielzahl an Nährstoffen, die gut für Deine Gesundheit sind und Dein Wohlbefinden langfristig verbessern. Schließlich lassen »schnell« verfügbare Zucker wie Traubenzucker und Haushaltszucker den Blutzuckerspiegel schneller und höher steigen als stärkehaltige Lebensmittel. Das mag zwar, wie bereits erwähnt, bei Prüfungen oder bei sportlichen Wettkämpfen eventuell sinnvoll sein, aber normalerweise ist das eher ungünstig – was mit dem Insulin zusammenhängt.

*Insulin*
*Insulin ist ein Hormon, das in der Bauchspeicheldrüse, die im oberen Teil des Bauches liegt, gebildet wird. Insulin wird immer dann ausgeschüttet, wenn der Blutzuckerspiegel steigt, also praktisch nach jeder Mahlzeit. Insulin bewirkt ein Absinken und damit eine Normalisierung des Blutzuckerspiegels. Wenn man ständig nascht, wird auch ständig viel Insulin ausgeschüttet. Das ist zum einen anstrengend für die Bauchspeicheldrüse, zum anderen kann die Megamenge Insulin nach einer Naschorgie auch bewirken, dass Du unter Umständen unterzuckert bist, das heißt, dass Dein Blutzuckerspiegel dann in den Keller fällt. Das nennt man in der Fachsprache eine Hypoglykämie beziehungsweise kurz: einen Hypo. Der Hypo äußert sich zum einen in Kopfschmerzen und Unruhe oder Nervosität. Außerdem ruft ein Hypo Hungergefühl hervor, sodass Du das Bedürfnis hast, wieder viel in Dich hineinzuschlingen. Langfristig begünstigt das unkontrollierte Verzehren von energiereichen Lebensmitteln daher die Entstehung von Übergewicht (siehe auch Kapitel 3).*

Wie kann man seine Zufuhr von Zucker senken? Ein paar Tipps:

- Versuche, so weit es geht, bewusster zu Naschen, d.h. nur an bestimmten Tagen, wie z.B. am Wochenende. Durch ständiges Naschen bombardierst Du Deinen Körper mit leerem Zucker.
- Sag Deinen Eltern, dass sie beim Zubereiten von Mahlzeiten wenig Zucker verwenden sollen.
- Denke auch an die versteckten Zucker in Lebensmitteln! Viele Lebensmittel im Supermarkt sind mit Zucker angereichert! Dazu gehören zum Beispiel Milchprodukte wie Joghurts, Frühstücksgetreide, also Cornflakes & Co., aber auch Ketchup! Schau auf die Verpackung! Ist Zucker enthalten und wie viel ist drinnen? An welcher Stelle der Zutatenliste wird Zucker genannt? Je weiter vorne, desto höher ist der Zuckeranteil.

## 1.5. Pippis Geheimnis – Eiweiß macht stark

Was haben Pippi Langstrumpf, Asterix und Obelix gemein? Sie sind alle drei außerordentlich stark. Pippi hebt, ohne mit der Wimper zu zucken, ihr Pferd »Kleiner Onkel« in die Höhe, Obelix wirft mit tonnenschweren Hinkelsteinen und haut aus Versehen Bäume um, und Asterix kann Legionen von Römern mit einem einzigen Schlag besiegen. Warum sind die drei so stark?

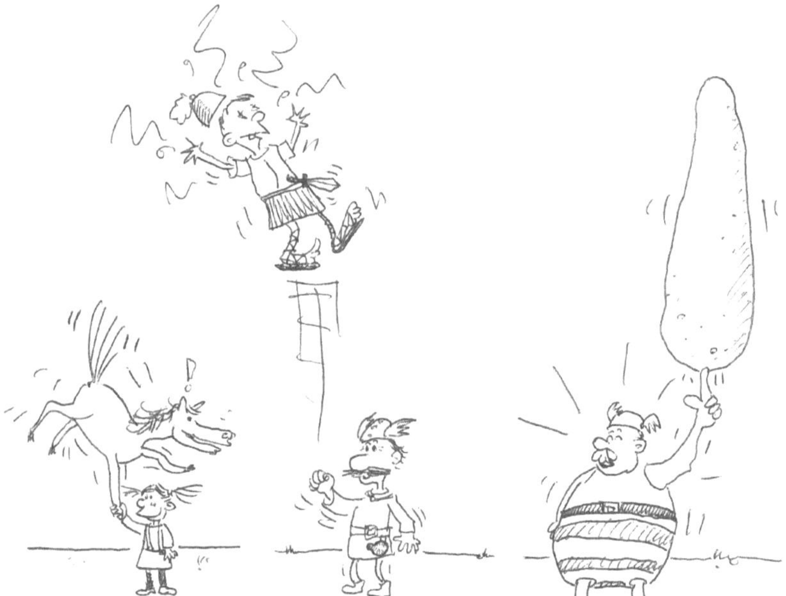

Bei Obelix kann man es noch am ehesten verstehen: Er ist riesengroß und massig. Dazu kommt, dass er als Kind in einen Kessel gefallen ist, der mit einem besonderen Zaubertrank gefüllt war. Auch Asterix bezieht seine Kraft von einem rätselhaften Zaubertrank und ist dadurch unbesiegbar. Aber Pippi? Pippi ist schlank, klein, trinkt keinen Zaubertrank und verfügt trotzdem über gewaltigere Kräfte als ein Bär. Wahrscheinlich ist, dass das Geheimnis von Pippis enormer Kraft nie gelüftet werden wird.

Was macht überhaupt die Stärke eines Menschen aus? Gibt es eine Zauberformel, die uns kräftig macht? Die Antwort ist natürlich: Nein. Aber ein wenig – und das ist eine gute Nachricht – kannst Du über Deine Nahrung und durch regelmäßige Bewegung bzw. Training schon nachhelfen. Grundsätzlich hängt die Stärke eines Menschen von seiner Muskelmasse ab. Ein dicker Muskel kann logischerweise mehr Kraft entwickeln als ein dünner. Die Dicke eines Muskels wiederum hängt hauptsächlich vom Gehalt an Eiweiß ab. Das Eiweiß im Muskel ist nämlich für die Kraftentwicklung notwendig, und je mehr Eiweiß im Muskel vorhanden ist, umso mehr Kraft kann er entwickeln.

*Was ist überhaupt Eiweiß?*
*Eiweiß wird in der Fachsprache als Protein bezeichnet. Proteine sind aufgebaut aus essentiellen (oder unentbehrlichen) und nicht-essentiellen (oder entbehrlichen) Aminosäuren. Die essentiellen müssen täglich mit der Nahrung zugeführt werden, wohingegen die nicht-essentiellen im Körper gebildet werden können. Proteine erfüllen wichtige Funktionen beim Menschen. Sie sind vor allem Bausteine von Enzymen und Zellen. Enzyme wiederum sind Eiweißmoleküle, die chemische Reaktionen beschleunigen können. Sie spielen eine wichtige Rolle im Stoffwechsel aller lebenden Organismen.*

Wie bereits erwähnt, haben vor allem Muskelzellen einen hohen Anteil an Eiweiß. Ferner ist Eiweiß wichtig für das Immunsystem sowie die Blutgerinnung und -stillung nach Verletzungen. Darüber hinaus sind viele Hormone und Signalstoffe, die für den Informationsfluss in der Zelle verantwortlich sind, Proteine. Schließlich wäre ein Transport von fettlöslichen Nährstoffen im Blut ohne Proteine nicht möglich. Ein schwerer Proteinmangel, etwa bei mangelernährten älteren Menschen, ist lebensbedrohlich und führt vor allem zu Infektionskrankheiten, körperlicher und geistiger Schwäche, Störungen der Wundheilung sowie unter Umständen Verwirrtheit.

Eiweiß bzw. Aminosäuren kommen in fast allen Lebensmitteln vor. Jedoch vor allem in Fleisch und Fisch, Milchprodukten, Hülsenfrüchten und Nüssen. Auch Nudeln und Getreideprodukte enthalten - in geringerem Ausmaß - Eiweiß. 250 Gramm Fleisch enthalten zum Beispiel die gleiche Menge an Eiweiß wie 750 Gramm Brot oder 2.500 Gramm Blumenkohl.

Die meisten Lebensmittel enthalten die neun essentiellen Aminosäuren (im Glossar findest Du eine Auflistung der essentiellen und nicht-essentiellen Aminosäuren). Jedoch weisen pflanzliche Lebensmittel normalerweise einen geringeren Gehalt an Eiweiß beziehungsweise essentiellen Aminosäuren auf als tierische Erzeugnisse. Eine Ausnahme sind vor allem Hülsenfrüchte wie zum Beispiel Sojabohnen, weiße Bohnen, Linsen sowie bestimmte Nüsse, die sehr viel hochwertiges Eiweiß enthalten.

Ein Vorteil tierischer Proteine ist, dass sie im Vergleich zu bestimmten pflanzlichen besser im Darm verdaut (»aufgeschlossen«) werden können. Bei pflanzlicher Kost behindern Substanzen wie Ballaststoffe (Zellulose) oder auch Hemmstoffe von Verdauungsenzymen ein vollständiges Aufschließen des Eiweißes.

Neben der Quantität des Proteins ist auch dessen *Qualität* wichtig. Letztere hängt vor allem vom Verhältnis der einzelnen Aminosäuren zueinander ab. Ein gutes Verhältnis ist eine wichtige Grundlage für die Gesundheit des Menschen. Ein Maß für die Proteinqualität ist die sogenannte *biologische Wertigkeit*.

*Biologische Wertigkeit als Maß für die Proteinqualität*
*Dabei wird üblicherweise für den Menschen die biologische Wertigkeit von Eiern (Eigelb plus Eiklar) auf 100 gesetzt, und die anderen Lebensmittelproteine werden darauf bezogen. Je höher die Qualität eines Proteins ist, desto geringere Mengen müssen davon aufgenommen werden, um ausreichend versorgt zu sein. Umgekehrt gilt, je geringer die biologische Wertigkeit eines Proteins ist, desto größere Mengen sind zur Sicherung des Bedarfs notwendig.*

Die biologische Wertigkeit von Lebensmitteln bewegt sich ungefähr zwischen 50 und 60 (beispielsweise bei Weizen oder Mais) und 100 (Vollei). Milch, Milchprodukte, Soja, Fleisch und Fisch haben Wertigkeiten zwischen 80 und 90. Bezüglich der Proteinqualität sind etwa Kartoffel/Ei und Soja/Ei günstige Kombinationen. Damit Du gut wachsen kannst und auch stark wirst, solltest Du daher auf jeden Fall zwei- bis dreimal die Woche, jedoch nicht unbedingt täglich, Fleisch verzehren.

Allerdings: In den Wohlstandsländern, zu denen auch Deutschland, Österreich und die Schweiz gehören, spielt die Berücksichtigung der biologischen Wertigkeit inzwischen keine große Rolle mehr. Denn hierzulande nehmen wir mit der Nahrung sehr viel Protein auf, und daher fällt die Proteinqualität nicht so sehr ins Gewicht.

## 1.6. Captain Cooks geniale Idee – das Wichtigste über Vitamine

Es war ein windstiller Oktobermorgen im Jahre 1768. Das königliche Schiff namens Endeavour war im Atlantischen Ozean auf dem Weg nach Rio de Janeiro unterwegs. Dort beabsichtige Captain Cook, mit seiner Besatzung einen längeren Zwischenhalt einzulegen, um dann seine erste Weltumsegelung weiter in Richtung Pazifik und Australien fortzusetzen.

»Rufen Sie die Besatzung zusammen«, befahl er seinem Steuermann.

»Zu Befehl«, antwortete dieser und verließ die Kapitänskajüte.

Captain James Cook wollte seiner Besatzung heute etwas ganz Wichtiges zeigen und schmackhaft machen. Eine besondere Ladung war in drei verschlossenen Fässern in England an Bord gebracht worden, und die Besatzung rätselte schon seit geraumer Zeit, was sich wohl in diesen Fässern befinde.

*Eine mysteriöse Erkrankung auf hoher See*

*Bis zum Ende des 18. Jahrhunderts starben die meisten Seeleute nicht durch Krieg oder Piraten, sondern durch eine mysteriöse Erkrankung, die nach einigen Wochen auf See schleichend die Mannschaft befiel. Die Matrosen wurden zunehmend müder, klagten über Muskelschmerzen oder rötliche Flecken auf der Haut. Charakteristisch für diese Erkrankung war außerdem, dass das Zahnfleisch verfaulte und die Zähne reihenweise ausfielen. Vielen Matrosen kostete diese rätselhafte Seuche schließlich das Leben. Erst Mitte des 18. Jahrhunderts konnte ein britischer Arzt, James Lind, aufzeigen, dass der Verzehr von Zitrusfrüchten vor dieser tödlichen Erkrankung schützte.*

Captain Cook wusste von der heilenden Wirkung von Zitrusfrüchten und Sauerkraut. Daher hatte er reichlich von beidem für die Besatzung mitgenommen – das war das Geheimnis der rätselhaften Ladung. Doch er stand vor einer schwierigen Aufgabe, die er an diesem Tag, als er die ganze Besatzung zusammenrief, angehen wollte: Wie konnte er die saure Nahrung seinen hartgesottenen Männern, die sonst nur mit Rum und Zucker zufriedenzustellen waren, schmackhaft machen?

Captain Cook hatte eine Idee. Er ging an Deck, wo bereits die ganze Mannschaft ungeduldig auf ihn wartete. Er nahm an einem kleinen Tisch Platz, ließ sich eine große Portion Sauerkraut bringen und verzehrte diese genussvoll vor den Augen seiner Seeleute. Dazu trank er einen Sirup aus Orangen und Zitronen. Durch sein Vorbild konnte er seine Mannschaft dazu bringen, ebenfalls vom Sauerkraut zu essen und während der langen Fahrten auf See Zitrusfrüchte zu verzehren.

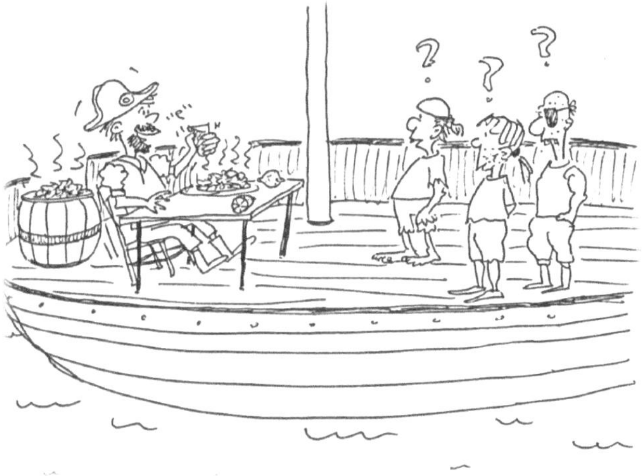

Die rätselhafte Erkrankung nannte man Skorbut, abgeleitet vom lateinischen Wort »scorbutus« für Mundfäule. Die Ursache für die Erkrankung war ein Mangel an Vitamin C. Und da Sauerkraut und Zitrusfrüchte reich sind an Vitamin C, konnte durch deren Verzehr die Krankheit seitdem verhindert werden.

Diese Geschichte belegt eindrucksvoll, wie wichtig Vitamine für unsere Gesundheit sind und dass wir ernsthaft krank werden können, wenn wir zu wenig davon aufnehmen.

## *Was sind überhaupt Vitamine?*

Der Begriff Vitamin wurde 1911/12 von Casimir Funk geprägt. Vitamine sind organische Verbindungen, basieren also auf Kohlenstoffverbindungen, und gehören zu den lebenswichtigen Nährstoffen. Mit Ausnahme von Vitamin D, welches in Haut, Leber und Niere gebildet wird, und von Vitamin K, welches von Darmbakterien gebildet wird, können sie nicht im Körper erzeugt werden. Daher sind wir auf eine ständige Zufuhr durch die Nahrung angewiesen. Bei einer ungenügenden Zufuhr kann es zu krankhaften Störungen kommen, im Extremfall sogar zum Tod. Einen Überblick über die wichtigsten Vitamine, deren Funktionen und Vorkommen gibt die Tabelle *Vitamine – Funktionen und Lebensmittelquellen* im Anhang. Vitamine finden sich vor allem reichlich in Obst und Gemüse. Das ist ein wichtiger Grund, warum man wirklich viel von diesen wertvollen Lebensmitteln täglich verzehren sollte.

## 1.7. Fit und stark mit Eisen, Calcium & Co.

Neben den Vitaminen ist der Mensch auch auf eine ständige Zufuhr von lebenswichtigen Mengenelementen und Spurenelementen angewiesen. Sie werden überall im Körper benötigt und erfüllen verschiedenste Funktionen. Sie sind zum Beispiel wichtig für den Sauerstofftransport im Blut, den Zusammenhalt der Knochen, die Bildung der Schilddrüsenhormone sowie lebenswichtig für die Funktion von verschiedensten Enzymen. Enzyme sind, wie bereits erwähnt, Eiweißmoleküle, die chemische Reaktionen beschleunigen können. Enzyme spielen eine wichtige Rolle im Stoffwechsel aller lebenden Organismen. In weiterer Folge wende ich mich den wichtigsten Mengen- und Spurenelementen zu.

### *Mengenelemente*

Zu den Mengenelementen, die häufig auch in der Umgangssprache als »Mineralstoffe« bezeichnet werden, gehören Calcium, Magnesium, Kalium, Natrium, Chlor, Phosphor und Schwefel. Seitens der Ernährung und der Bedeutung für Kinder und Jugendliche sind vor allem das Calcium und das Magnesium hervorzuheben. Calcium ist besonders wichtig für den Knochen und kommt hauptsächlich in Milch und Milchprodukten wie Joghurt, Quark und Käse in nennenswerten Mengen vor. Näheres zur Bedeutung des Calciums für den Knochen erfährst Du im Kapitel *Milch und Eier für mehr Power*.

Magnesium ist für die Aktivität vieler Enzyme lebenswichtig. Außerdem spielt es eine Rolle im Energiestoffwechsel, bei der Mineralisation des Knochens, bei der Übertragung von

Informationen zwischen Nerven sowie bei der Muskelkontraktion bzw. -arbeit. Gute Magnesiumlieferanten sind Vollkorngetreideprodukte, Kartoffeln, Milch und Milchprodukte, viele Gemüsearten, Orangen und Bananen sowie einige Mineralwässer. Vor allem Sesam, Sojabohnen, Nüsse (Walnuss, Haselnuss, Erdnuss), Portulak, Haferflocken, Linsen und Naturreis sind besonders reich an Magnesium.

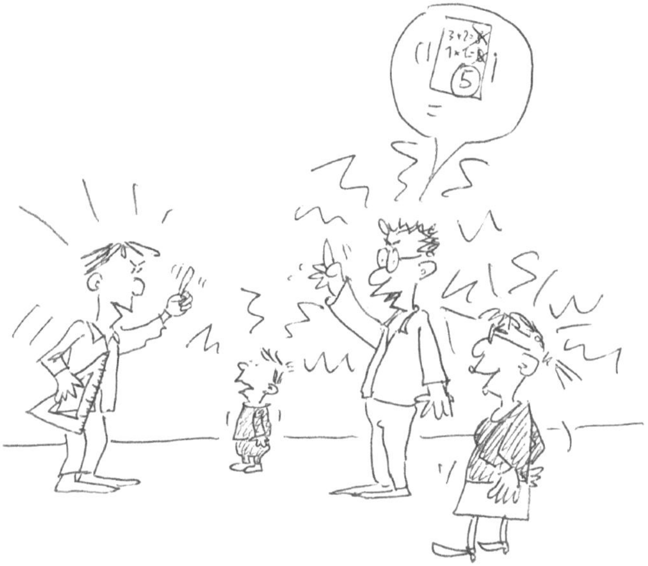

Magnesium gilt als sogenanntes Anti-Stress-Mineral. Erwachsene reden ständig von Stress. Sie geben ständig Phrasen wie »Ich bin gestresst«, »der Stress frisst mich auf« und ähnliches von sich. Es vergeht also kaum ein Tag, an dem nicht über zu viel Stress gejammert wird. Gründe für Stress können mannigfaltig sein. Neben Krankheiten, seelischen Problemen (Trennung vom Partner oder den Eltern, Einsamkeit) und Schwierigkeiten in Beruf oder Ausbildung spielen auch Umwelteinflüsse, vor allem Lärm, aber auch Schlafentzug ständige hohe körperliche Belastung bei der Entstehung von Stress eine Rolle.

*Stress*

*Stress wirkt sich sowohl auf die Psyche als auch auf die Befindlichkeit des Körpers aus. Er bewirkt die Ausschüttung von klassischen Stresshormonen wie Adrenalin und Cortisol (umgangssprachlich auch Kortison genannt). Diese werden aus hormonbildenden Drüsen ausgeschüttet und über den Blutweg im Körper verteilt. Normalerweise erfüllen sie wichtige Funktionen, die dazu da sind, unseren Körper an die normalen Belastungen des Alltags anzupassen. Eine ständige Aktivierung dieser Hormone durch Dauerstress kann jedoch dazu führen, dass bestimmte Krankheiten entstehen. Auf das solltest Du Deine »gestressten« Eltern hinweisen. Es gibt nämlich verschiedene Möglichkeiten, Stress zu reduzieren.*

Eine der wichtigsten stressauslösenden Umweltbelastungen ist Lärm. Laut Wikipedia© definiert sich Lärm als »Geräusche (Schalle), die durch ihre Struktur (meist Lautstärke) auf die Umwelt (insbesondere Menschen) störend (Störschall), belastend oder gesundheitsschädigend wirken«. Grundsätzlich ist daher Lärm als negativ zu bewerten, vor allem für Erwachsene. Bei Kindern und Jugendlichen sieht das jedoch häufig anders aus. Denk nur einmal an die begeisterten Gesichter von Kindern bei einer lauten Geburtstagparty oder an Teenager bei einem noch lauteren Heavy-Metal-Konzert – dann wird Dir klar, dass Lärm eine durchaus sehr subjektive Komponente aufweist, also unterschiedlich als Lärm oder gar als Musik wahrgenommen wird.

Wir werden ständig mit hohen Lärmpegeln bombardiert, sei es vom Straßenverkehr, von lauten Nachbarn oder von ständig brüllenden Geschwistern, die absolut keine Ruhe geben wollen und die ganze Familie mit ihrem Geschrei terrorisieren. Eine ständig hohe Lärmbelastung kann unser Hörorgan im Innenohr langfristig schädigen und zu einer dauerhaften Einschränkung unseres Hörvermögens führen. Das solltest Du vor allem bedenken, wenn Du regelmäßig Dein Innenohr mit lauter Musik aus Kopfhörern attackierst (Walkman, iPod, MP3-Player etc.). Die sogenannten Haarzellen im Innenohr, die für die Schallverarbeitung wichtig sind, regenerieren sich nämlich leider nicht, so dass eine Schädigung durch ständig laute Musik nicht mehr rückgängig gemacht werden kann.

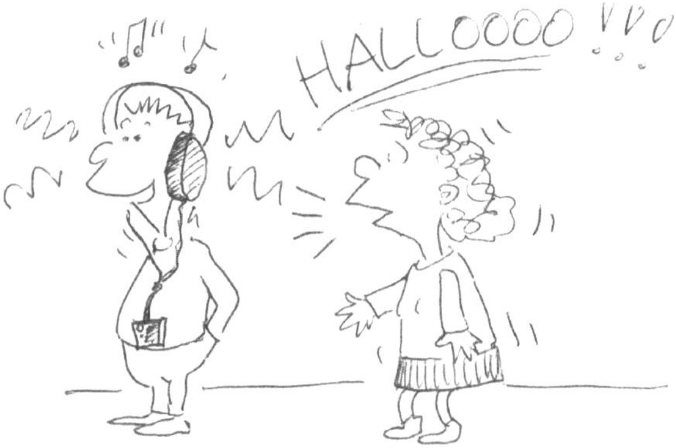


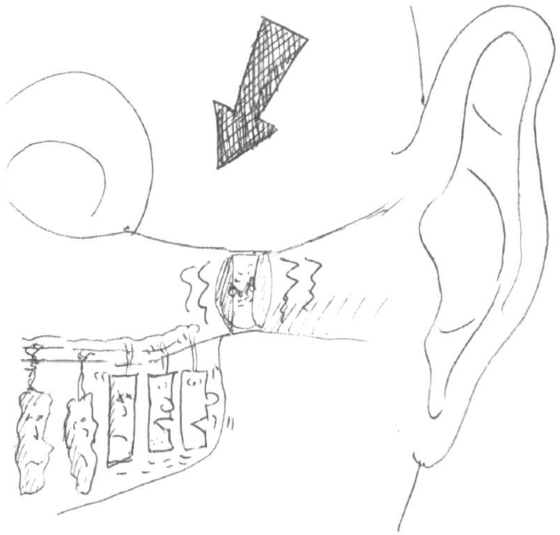

**Ständiger Lärm schädigt die Haarzellen im Innenohr**

Magnesium ist wichtig für den Stoffwechsel der Haarzellen, so dass Du auch darauf achten solltest, mit Deiner täglichen Kost reichlich Magnesium zuzuführen. Wie Du oben schon lesen konntest, kommt Magnesium vor allem in gesunder pflanzlicher

Nahrung vor. Eine absolut schlechte Kombination für Deine Ohren wäre daher: Ständig laute Musik + schlechte Ernährung. Dann machst Du Dich zum Kandidaten für ein Hörgerät.

## *Spurenelemente*

Spurenelemente kommen, wie der Name schon vermuten lässt, nur in »Spuren«, also in geringsten Mengen, im Körper vor. Trotzdem sind viele von ihnen lebenswichtig und müssen täglich mit der Nahrung zugeführt. werden. Dazu gehören: Eisen, Zink, Jod, Kupfer, Selen, Chrom, Mangan, Cobalt, Fluor und Molybdän. Insbesondere Eisen, Zink und Jod haben für Kinder und Jugendliche eine spezielle Bedeutung.

*Das Spurenelement Eisen*
*Die wichtigste Funktion von Eisen ist der Transport von Sauerstoff im Blut. Als Bestandteil des Hämoglobins, eines großen Moleküls in den roten Blutzellen, bindet Eisen Sauerstoff und verteilt es im Körper. Ohne Eisen daher kein Hämoglobin und daraus folgt: Ohne Hämoglobin wenig Sauerstoff in den Körperzellen, und daraus folgt wiederum: Mit zu wenig Sauerstoff schlechtes Funktionieren und möglicherweise gar Absterben von Zellen. Daneben spielt Eisen eine lebenswichtige Rolle bei der Bildung des Zellkerns und somit des Erbgutes sowie bei der Gewinnung von Energie in der Zelle. Schließlich ist Eisen wichtig für das Immunsystem, das uns vor Krankheitserregern schützt, und es ist absolut unentbehrlich für die Bildung von Nervenzellen im Gehirn. Zusammengefasst kann man daher sagen, dass Eisen für die Lebensfähigkeit der Körperzellen, für das Wachstum und für die Entwicklung und das gute Funktionieren des Gehirns lebenswichtig ist. Für Kinder und Jugendliche ist Eisen daher ganz besonders wichtig!*

Wozu, glaubst Du, führt ein höhergradiger Eisenmangel? Hast Du schon von der sogenannten Eisenmangelanämie (Anämie = Blutarmut) gehört, welche eine der häufigsten Erkrankungen weltweit ist? Dabei kommt es vor allem aufgrund eines Sauerstoffmangels und geringerer Bereitstellung von Energie zu einer Verminderung der Leistungsfähigkeit, man kommt also leichter außer Atem und ist ständig schlapp. Wenn Kinder und Jugendliche an Eisenmangel leiden, werden außerdem ihr Wachstum und die Entwicklung ihres Nervensystems beeinträchtigt. Schließlich ist der Mensch bei Eisenmangel auch anfälliger für Infektionskrankheiten. Zu den Hauptursachen des Eisenmangels zählt – neben Blutungen (Blut enthält ja das meiste Eisen in den roten Blutzellen), beispielsweise nach größeren Verletzungen – vor allem eine unzureichende Eisenzufuhr über die Nahrung. Um gut zu wachsen, fit und gesund zu bleiben, solltest Du daher darauf achten, dass Du genügend Eisen über die Nahrung aufnimmst. Eisen kommt in vielen Lebensmitteln vor, sowohl in tierischen (Fleisch, Innereien und diverse Wurstsorten) als auch in pflanzlichen (Weizenkleie, Kürbiskerne, Sesam, Hirse, Haferflocken sowie Hülsenfrüchte und Vollkorngetreideerzeugnisse).

Die sogenannte Bioverfügbarkeit von Eisen aus pflanzlicher Kost ist aber deutlich schlechter als die aus tierischen Lebensmitteln. Was bedeutet das?

*Was ist die Bioverfügbarkeit?*
*Bei der Bioverfügbarkeit von Nährstoffen geht es darum, wie viel von einem Nährstoff aus einer Mahlzeit über den Darm ins Blut aufgenommen wird und damit tatsächlich vom Körper verwertet werden kann. Was, glaubst Du, passiert mit dem Rest? Genau – der wird mit dem Stuhl ausgeschieden. Zum besseren Verständnis noch ein kurzes Beispiel: Ein Nährstoff hat eine Bioverfügbarkeit von 10 Prozent, das bedeutet, dass von 10 mg in einer Mahlzeit nur 1 mg aufgenommen wird. Wichtig ist also, dass nur ein bestimmter Teil der Nährstoffe aufgenommen wird! Die Bioverfügbarkeit kann abhängig vom Nährstoff und vom Vorhandensein von Hemm- oder Förderstoffen stark schwanken.*
*In tierischen Produkten liegt Eisen in Form des gut bioverfügbaren »Häm-Eisens« vor, das gut im Darm aufgenommen wird. Somit hat das »Häm-« bzw. »Fleisch-Eisen« eine gute Bioverfügbarkeit.*
*Pflanzliche Lebensmittel wie zum Beispiel Gemüse, Brot und Co. enthalten Eisen als »Nicht-Häm-Eisen«, dessen Bioverfügbarkeit deutlich niedriger ist.*

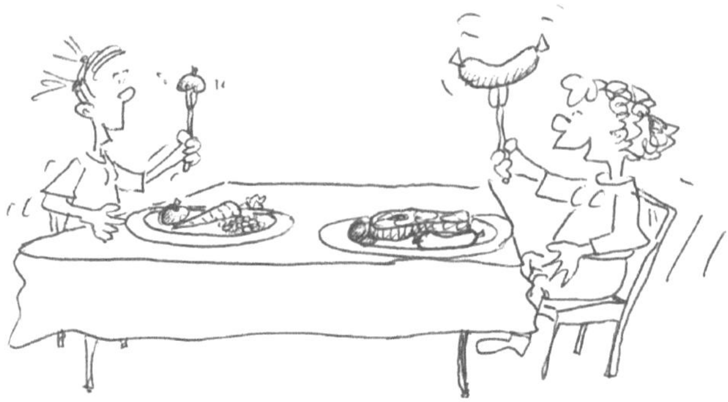

Ein Beispiel: Stella und Ina essen zu Mittag. Stella isst einen großen Gemüseteller mit Bohnen und anderem hochwertigem Gemüse. Ina hingegen gönnt sich ein großes Steak mit Bratkartoffeln. Nehmen wir einmal an, dass in beiden Mahlzeiten gleich viel Eisen enthalten ist, zum Beispiel 10 mg. Und jetzt die Frage: Wer von beiden nimmt mehr Eisen ins Blut auf? »Ina«, lautet die richtige Antwort. Da Ina vor allem gut bioverfügbares Häm-Eisen aus dem Fleisch verzehrt, kann sie auch damit rechnen, dass viel davon ins Blut aufgenommen wird. Im Gemüse von Stella ist zwar viel Eisen enthalten, aber die Aufnahme dieses Nicht-Häm-Eisens wird durch Hemmstoffe im Gemüse, vor allem in den Bohnen und im Spinat, zu einem Teil verhindert, so dass unter dem Strich in unserem Fall Stella weniger Eisen aufnimmt als Ina. Das soll jetzt nicht heißen, dass Gemüse bzw. pflanzliche Kost schlecht seien, ganz im Gegenteil! Aber vor allem für Kinder und Jugendliche ist eine ausreichende Zufuhr von Eisen sehr wichtig, und daher solltest Du, um auf Nummer sicher zu gehen, doch regelmäßig, auf jeden Fall 2-3 Mal die Woche, Fleisch verzehren.

Übrigens – ähnlich wie Eisen wird auch *Zink* aus dem Fleisch besser aufgenommen als aus pflanzlicher Kost. Zink ist zum einen wichtig für das Immunsystem und absolut unentbehrlich für das Wachstum. Zink ist *der* Wachstumsfaktor schlechthin. Schon deswegen solltet ihr nicht auf Fleisch verzichten.

Schließlich benötigen alle Menschen täglich eine Mindestmenge an Jod, um genügend Schilddrüsenhormone zu bilden.

*Die Schilddrüse*
*Die Schilddrüse liegt im Bereich Deines Kehlkopfs und ist dort am vorderen Halsbereich auch zu ertasten. Sie bildet die lebenswichtigen Schilddrüsenhormone, die besonders für Wachstum, Energiehaushalt und Wärmebildung wichtig sind. Bekommt die Schilddrüse zu wenig Jod, kann sie nicht genügend Hormone bilden. Die Folge sind gravierende Störungen im Stoffwechsel und im Wachstum. Jod kommt leider in nennenswerten Mengen nur in wenigen Lebensmitteln vor. Vor allem Meeresfische enthalten reichlich Jod. Da wir ja nicht täglich kiloweise Fische aus den großen Ozeanen essen wird das Speisesalz zumeist mit Jod versetzt (»jodiert«) und über dieses Salz bekommen wir die notwendigen Mengen an Jod.*

Einen Überblick über die wichtigsten Mengen- und Spurenelemente, deren Funktionen und Vorkommen gibt die Tabelle *Mineralstoffe – Funktionen und Lebensmittelquellen* im Anhang.

## 1.8. Eine spannende Reise durch den Darm

In den letzten Kapiteln habt ihr etwas über Nährstoffe und Lebensmittel erfahren. Was passiert jetzt mit den Lebensmitteln, die wir mit einer Mahlzeit essen? Alles, was wir über den Mund aufnehmen, gelangt in den Magen-Darm-Trakt, das sollte klar sein. Dort wird das Essen zerkleinert und durch Verdauungsenzyme in kleinste Bruchstücke zerlegt, die unser Körper dann aufnehmen kann. Die einzelnen Funktionen des Magen-Darm-Traktes lernst Du jetzt am besten anhand einer Geschichte kennen.

Heute war ein besonderer Tag für Deniz. Deniz, ein aufgeweckter zehnjähriger Junge, geht in die vierte Grundschulklasse. Am liebsten spielt er Fußball und würde auch liebend gern viel Zeit vor dem Computer und dem Fernseher verbringen, wenn seine Eltern es ihm nur erlaubten. Vor etwa sechs Monaten hatte Deniz bei einem Preisausschreiben unter Tausenden von Kindern eine Gratisreise durch den menschlichen Darm gewonnen.

»Wann fahren wir endlich los?«, fragte Deniz aufgeregt seinen Papa.

»Iss doch noch etwas. Du wirst sicher hungrig werden«, wollte der ihn beruhigen.

Deniz hatte aber absolut keinen Appetit und drängte seinen Papa in Richtung Vorzimmer.

»Na gut, los geht's!«, sagte dieser endlich. Sie zogen sich an und fuhren ins Museumsquartier im siebten Wiener Bezirk. Dort wurden sie von einem Mitarbeiter begrüßt.

»Hallo, mein Name ist Harry. Du musst der Deniz sein. Willkommen bei uns.«

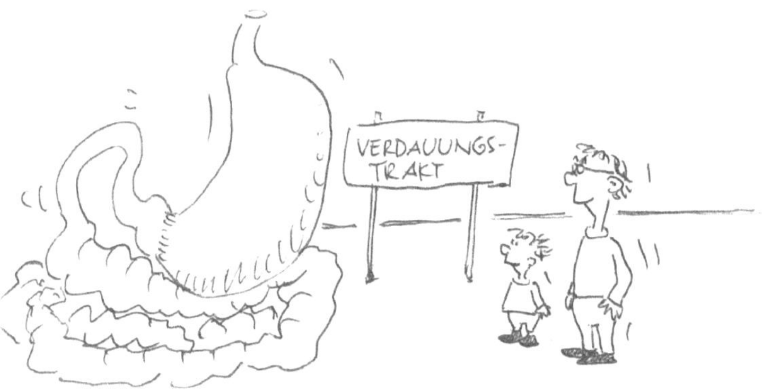


Deniz war irrsinnig gespannt auf das, was ihn erwarten würde. Er verabschiedete sich von seinem Papa und ging mit Harry durch einen Gang zu einem benachbarten Gebäude. Dort wurde in mühevoller Arbeit ein eigener Bereich mit dem Namen »Physio-Tech« eingerichtet. In verschiedenen Stationen, jeweils in eigenen Hallen aufgebaut, wurden hier die Organsysteme des Körpers gezeigt und simuliert. So konnten die Besucher den menschlichen Körper und dessen Funktionen kennenlernen.

»So, Deniz, bald geht es los. Weißt Du überhaupt, was Dich erwartet?«

»Na ja, ein bisschen. Ich werde auf Miniaturgröße verkleinert und reise dann durch den menschlichen Darm, oder?«, Deniz war sich nicht ganz sicher, »Na ja, ganz so krass ist es nicht«, antwortete Harry und fuhr fort: »Vielleicht kennst Du den Film die *Die phantastische Reise* aus dem Jahre 1966. In diesem Film werden Wissenschaftler in einem U-Boot auf Miniaturgröße verkleinert und dann mit einer Spritze in den Körper eines Menschen injiziert. So etwas ist natürlich Science-Fiction, also eine reine Fiktion, die niemals, na ja, sehr wahrscheinlich niemals, möglich sein wird, aber ich garantiere Dir: das, was Du heute sehen wirst, ist auch sehr, sehr spannend! «

»Ja, und wie kann ich jetzt durch den menschlichen Darm reisen?«

»Komm einmal mit.« Sie gingen ein paar Schritte zu einer großen Tür, auf der »Magen-Darm-Trakt« stand.

»Ist es das?« Harry nickte und sperrte die Tür auf.

»Du hast die Ehre, als erstes Kind diese wahrlich außergewöhnliche Reise anzutreten.«

»Bin ich etwa ein Versuchskaninchen?« Deniz war verunsichert.

»Nein, um Gottes Willen. Es kann Dir nichts passieren, obwohl, wenn ich es mir so recht überlege, so ganz ungefährlich ist die Reise wiederum auch nicht ...« Deniz bekam ein mulmiges Gefühl in der Magengegend. »Schau mal her!«, Deniz ging mit Harry durch die Tür, und das erste, was er sah, war ein gigantischer Kopf mit einem weit aufgesperrten Mund, in den Schienen hineinführten. Auf den Schienen stand ein ultramoderner offener Wagen mit einer futuristischen Steuerkonsole.

»Wow, geht's hier los?« fragte Deniz sichtlich begeistert.

»Genau. Ich erzähle Dir jetzt, wie wir vorgehen werden, okay?«

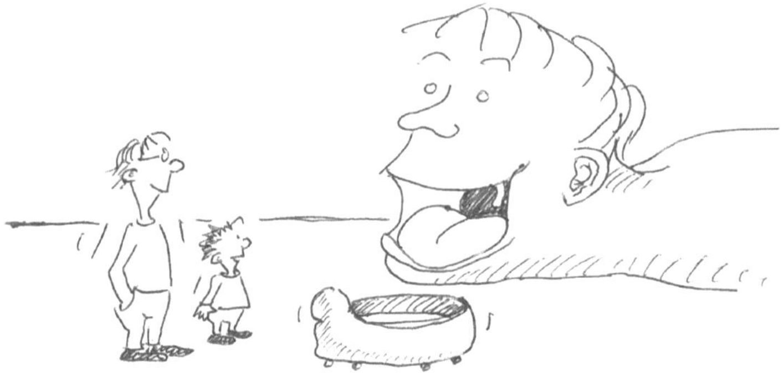

Deniz nickte erfreut.

»Du steigst in ein paar Minuten mit einem unserer Physiologen in den Wagen ein. Danach gebt ihr Vollgas durch den Magen-Darm-Trakt, wie bei einer Achterbahnfahrt, nur viel aufregender!«

»Physiologe?«, fragte Deniz.

»Entschuldige, dass ich einen Fachbegriff benutzt habe. Ein Physiologe ist jemand, der sich mit den Körperfunktionen beschäftigt, sei es zum Beispiel, wie das Herz schlägt, die Lunge Luft ansaugt oder wie die Nieren den Harn bilden. Heute erzählt Dir der Physiologe etwas über die Funktionen des Magen-Darm-Traktes und wie Nährstoffe darin verarbeitet werden.« Nachdem ihm Harry das wichtigste erzählt hatte, stieg Deniz mit dem Physiologen in den Wagen ein.

»Hallo Deniz, mein Name ist Max. Gleich beginnt unsere Reise. Während der Fahrt erkläre Dir alles Wichtige zu den Funktionen des Magen-Darm-Trakts. Aber Du kannst mich natürlich auch mit Fragen löchern. Dafür bin ja da. So, jetzt schnall Dich an.« Deniz befestigte den Gurt.

»Manchmal wird es turbulent zugehen. Daher musst Du Dich gut anschnallen und manchmal auch festhalten, verstanden, Captain?« Deniz nickte.

»Immer wenn dieses rote Licht leuchtet, wird es brenzlig«. Max zeigte auf eine große Leuchte vor ihnen. »Aber keine Angst, du wirst es schon überstehen.« So ganz gemütlich wird es wohl nicht werden, dachte Deniz, aber ohne Action wäre es auch langweilig. Nachdem sich beide angeschnallt hatten, drückte Max auf den blauen Knopf in der Mitte der Steuerungskonsole und der Wagen fuhr los. Als erstes glitten sie über die Lippen in den Mund und hielten auf der riesigen Zunge an.

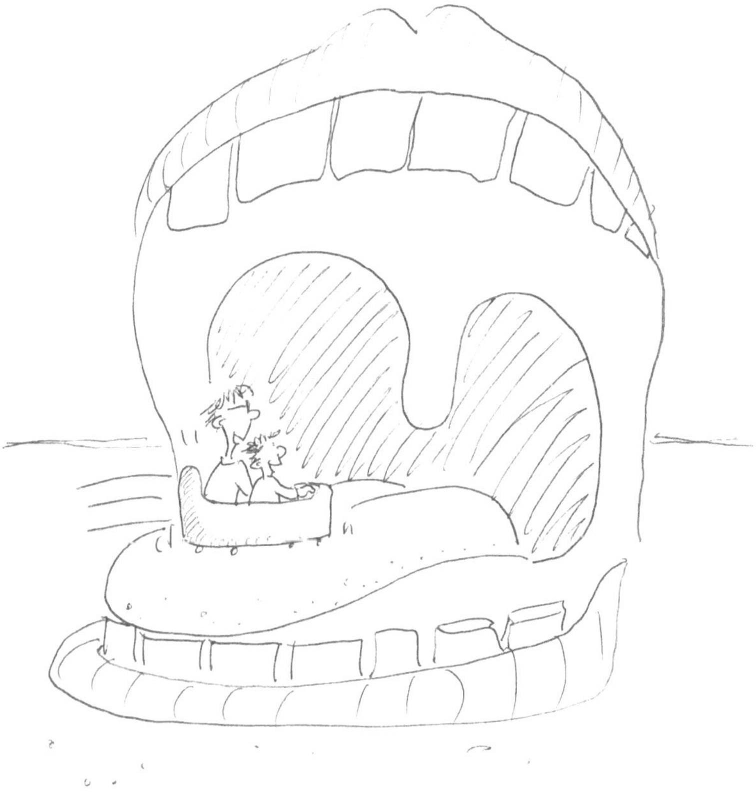

»Der Magen-Darm-Trakt ist, einfach gesagt, eine lange Röhre mit verschiedenen Abschnitten.«

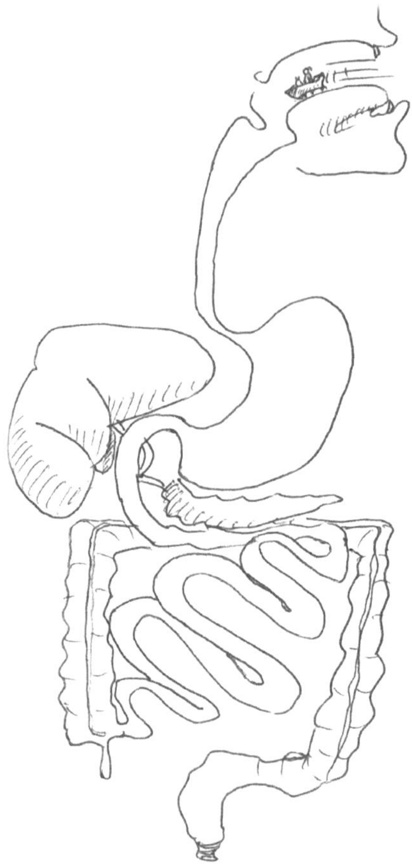

**Vereinfachte Darstellung des Magen-Darm-Traktes**

Die Wand der einzelnen Abschnitte ist ähnlich aufgebaut. Wir befinden uns jetzt am Beginn der Röhre im Mund. Am Ende der Reise liegt der After, also das *Popoloch.*« Deniz schaute sich um. Um ihn herum, in der Wand dieses gigantischen Schlauches aus Metall, Gips und anderen Materialien waren Videoleinwände angebracht. Diese zeigten in einzigartigen Bildern die Funktionen der einzelnen Darmabschnitte.

»Der Magen-Darm-Trakt erfüllt vor allem die Aufgabe, dem Körper Nahrung und Wasser zu liefern. Aus der Nahrung werden im Rahmen der Verdauung die Nährstoffe freigesetzt und ins Blut aufgenommen. Das nennt man dann Absorption. Außerdem werden auch Flüssigkeiten und sich darin befindende Stoffe in den Darm abgegeben. Was absorbiert wird und welche Stoffe abgegeben werden, erzähle ich Dir noch während unserer Fahrt. Eine weitere Funktion dieses wichtigen Organsystems ist es, den Körper vor dem Eindringen von Krankheitserregern und Allergien hervorrufenden Substanzen zu schützen«, erklärte Max. Deniz hörte interessiert zu.

»So, jetzt werden wir eine Nahrungsaufnahme simulieren. Unsere virtuelle Person isst, sagen wir einmal zu Mittag, und wir sind seine Leibspeise.«

»Werden wir also verdaut?« Deniz war verunsichert.

»Ach keineswegs, nur bildlich gesprochen natürlich«, schmunzelte Max. »Aufpassen, jetzt geht es los.« Der Wagen fing an, leicht zu rütteln. »Das müssen die Kaubewegungen sein«, dachte Deniz.

»Sieh dort!« Max zeigte auf kleine Öffnungen in der Wand des Mundes, aus denen Flüssigkeit herauskam, die in ein Becken um sie herum floss. »Das soll Speichel darstellen. Speichel hält den Mund feucht und gleitfähig und hilft außerdem bei der Verdauung von Stärke. Verdauung bedeutet übrigens Aufschluss beziehungsweise Aufsprengen von Makronährstoffen, also von Fett, Kohlenhydraten und Eiweiß. Zuständig dafür sind die Verdauungsenzyme. Enzyme kommen überall im Körper vor. Sie sind lebenswichtig, damit chemische Reaktionen effizient ablaufen können. Neben dem Stärke spaltenden Enzym, einer Alpha-Amylase, befinden sich im Speichel noch Stoffe, wie zum Beispiel das Immunglobulin A, die Krankheitserreger abtöten können.«

»Woher kommen die Erreger?«, fragte Deniz erstaunt.

»Die sind überall in der Umwelt, auch im Essen. Eine Funktion des Magen-Darm-Traktes ist es daher, diese krankheitserregenden Mikroorganismen zu eliminieren beziehungsweise zu verhindern, dass sie ins Blut gelangen. Das ist auch ein Grund, warum man gut kauen sollte. Kauen ist nicht nur für die mechanische Zerkleinerung der Nahrung wichtig. Kauen regt auch die Speichelsekretion an und damit die Freisetzung dieser antiinfektiösen Substanzen. Kaust Du genug?« Deniz schaute verlegen weg. Auch er gehörte, wie viele andere Kinder, zu den hastigen Essern und Herunterschlingern.

»Ja, ja, habe ich es mir doch gedacht. Durch gutes Kauen lässt sich möglicherweise der eine oder andere Brechdurchfall verhindern. Merk Dir das, okay!?« Deniz nickte zustimmend. »Übrigens, durch das längere Kauen wird auch der Magen auf die herankommende Speise besser vorbereitet. Das hilft bei der Verdauung und beim Abtöten von bösen Erregern.«

»Woher weiß das überhaupt der Magen?« fragte Deniz.

»Gute Frage. Schau mal auf die Videoleinwand. Da siehst Du Nervenzellen und Blitze, die Erregungen darstellen sollen. Durch die Speise, in dem Fall durch uns, wird die Wand der Mundhöhle gereizt. Der Reiz wird von Nervenzellen aufgenommen und ins Gehirn weitergeleitet. Das Gehirn verarbeitet in Windeseile die Informationen und reagiert bzw. antwortet darauf, zum Beispiel durch Anregung der Speichelabgabe, Stimulation des Magens oder auch Erregung der Muskulatur in der Wand des Darms. Den ganzen Vorgang, also vom Setzen eines Reizes bis zur Reizantwort, nennt man übrigens auch einen Reflex.«

»Muskulatur?«

»Ja, die ist dazu da, die Speise weiterzubefördern.«

»Das heißt ...« Deniz konnte seinen Satz nicht aussprechen, da ging es schon los. Sie hatten durch Reizung der Mundschleimhaut den Schluckreflex ausgelöst.

»Festhalten«, warnte Max, während der Wagen den hinteren Teil der Zunge passierte. Dabei schloss sich über ihnen eine Klappe. Deniz blickte Max fragend an.

»Beim Schluckreflex wird als erstes die Verbindung zum Nasenrachenraum geschlossen, wie jetzt auch. Das ist wichtig, damit beim Essen keine Speisereste und Getränke aus der Nase rinnen. Das wäre unangenehm und würde auch blöd aussehen. Danach hebt sich der Kehlkopf und verschließt die Luftröhre. Dadurch wird ein Eindringen von Speisen in den Atmungstrakt verhindert.« Der Wagen bog nach rechts ab.

»So, jetzt geht gleich die Post ab«, rief Max begeistert, während der Wagen in die Speiseröhre fuhr.

»Mit einer koordinierten Muskelbewegung, der sogenannten Peristaltik, wird die Speise in den Magen befördert. So eine peristaltische Bewegung sieht aus, wie wenn man einen Schlauch an einem Ende greift und der Länge nach ausquetscht.«

»Super«, antwortete Deniz begeistert.

»So, jetzt werden wir gleich mit einer ordentlichen peristaltischen Bewegung durch die Speiseröhre katapultiert«, erklärte Max, während der Wagen in einem Höllentempo eine schnurgerade Strecke zurücklegte. Am Ende dieses Teilabschnitts sah Deniz eine Tür. »Mageneingang« stand darauf.

»Da vorne geht es ja nicht weiter! Wir werden dagegen knallen!« Deniz war sichtlich beunruhigt. Während sie dahindüsten, leuchtete die rote Lampe. Gefahr im Verzug! Kurz vor der verschlossenen Tür fuhr das Verdeck des Wagens aus und stülpte sich über die Kabine. Deniz schaute Max fragend an.

»Reine Sicherheitsmaßnahme«, erklärte dieser ruhig.
Deniz fühlte sich absolut nicht wohl. Wozu das ausgefahrene Verdeck? Warum die rote Lampe?, dachte er.

»Keine Angst. Die Tür stellt den unteren Schließmuskel der Speiseröhre dar. Von dort geht es in den Magen. Sie öffnet sich gleich«, beruhigte ihn Max.

Und tatsächlich, im selben Augenblick ging wie von Geisterhand die Tür auf. Aber was war das? Deniz war komplett baff, damit hatte er wirklich nicht gerechnet. Der Wagen fuhr nämlich in ein riesiges Becken hinein, das bis auf halbe Höhe des Wagens gefüllt war! Noch dazu wurden sie aus kleinen Düsen in der Wand des Magens von allen Seiten mit Flüssigkeit bespritzt!

»Ätzender Magensaft!« erklärte Max. »Mist«, dachte Deniz, »Säure, deswegen das Verdeck, na klar. Ich hoffe, da kommt nichts durch, sonst sind wir erledigt.«

»Die Tür zum Eingang des Magens, die wir gerade passiert haben, stellt einen Schließmuskel dar. Dieser soll verhindern, dass saurer Magensaft in die Speiseröhre fließt und dort die Schleimhaut schädigt. Dies kann zu Sodbrennen und ähnlichen Beschwerden führen. «

»Was ist überhaupt die Schleimhaut?«

»Die Schleimhaut bildet die innerste Schicht des Magen-Darm-Traktes. Sie besteht aus einem einschichtigen Epithel. Das Epithel wird durch verschiedenartige Zellen gebildet, wie eine fast dichte innere Umkleidung des Darms. Über das Epithel gelangen die Nährstoffe aus dem Essen in das Blut, so dass sich unter dem Epithel klarerweise viele Blutgefäße befinden, die die ankommenden Nährstoffe aufnehmen. Über dem Epithel liegt eine schützende Schleimschicht, die vor mechanischen Einflüssen oder – wie hier im Magen – vor dem sauren Magensaft schützt.«

»Befinden wir uns jetzt wirklich in einem Säurebad?« fragte Deniz verunsichert.

»Keine Sorge. Diese leicht gelbliche Flüssigkeit ist nur gefärbtes Wasser und soll den sauren Magensaft simulieren. Dieser besteht übrigens aus hochkonzentrierter Salzsäure, HCl abgekürzt, mit einem pH-Wert von etwa 1-3. Der pH-Wert gibt an, wie sauer oder basisch eine Lösung ist, also wie viele freie $H^+$-Ionen vorkommen. Im Körper herrscht ein pH-Wert von etwa 7,4.«

»Warum muss der Magensaft so sauer sein?«

»Das saure Milieu ist vor allem wichtig für die Verdauung von Eiweiß, also Proteinen. Zu diesem Zweck befindet sich zusätzlich auch ein eiweißspaltendes Enzym im Magensaft. Außerdem zerstört die Säure auch Erreger, deren Hülle ja auch aus Eiweiß besteht. Übrigens, weißt Du überhaupt, was Proteine sind?«

»Klar. Ich habe doch das tolle Buch *Voll fett oder: Alles, was Du über Ernährung wissen solltest gelesen*.«

»Na ja, dann ist ja alles klar. Bei der Verdauung werden die Makronährstoffe, also Eiweiß, Fett und Kohlenhydrate, durch Verdauungsenzyme bis auf ihre kleinsten Bestandteile zerlegt. Eiweiß bis zu Aminosäuren, Fett, also Neutralfette, zu Fettsäuren und Kohlenhydrate zu Einfachzuckern, vor allem Traubenzucker, also Glukose. Erst dann können sie ins Blut aufgenommen werden. Hier im Magen findet ein Teil der Eiweißverdauung statt. Der Hauptteil der Eiweißverdauung und der Aufschluss der Kohlenhydrate und Fette finden dann im oberen Dünndarm statt. Dort werden wir uns das dann genauer anschauen. Aber jetzt werden wir einmal richtig durchgeschüttelt und zermalmt!«

»Wie bitte!?« Während Deniz sich verkrampft am Wagen festhielt, fuhr dieser los und machte eine Rechtskurve. Am Ende des Magens sah Deniz wieder eine verschlossene Tür. »Wird schon wieder im letzten Moment aufgehen«, dachte Deniz. »Diesmal bleibe ich gelassen, die Sache ist sicher harmlos.« Der Wagen beschleunigte. Er wurde immer schneller, und die Tür, die näher kam, immer größer.

»So, jetzt festhalten«, sagte Max. »Pah«, dachte Deniz, »der will mich ja nur verunsichern.« Der Wagen war schon fast bei der Tür. Aber diese war immer noch verschlossen. Kurz vor dem Aufprall machte das Gefährt eine Vollbremsung und fast gleichzeitig wurde der Rückwärtsgang eingelegt, und sie fuhren mit einem Wahnsinnstempo wieder ein paar Meter zurück. Dabei wurde der Wagen wie bei einem Erdbeben der Stärke 7 ordentlich durchgerüttelt.

»Was war das?«, fragte Deniz völlig überrascht.

»Das war Retropulsion, also das Zurückschleudern der Speisen beziehungsweise des Speisebreis. Speisen müssen im Magen bis auf kleinste Bestandteile von maximal zwei bis drei Millimeter Größe zerlegt werden. Sonst können sie nämlich während der Verdauungsphasen nicht den Magen in Richtung Dünndarm verlassen. Die Zerkleinerung geschieht dadurch, dass die Mahlzeit mehrmals durch heftige Magenbewegungen in Richtung Magenausgang geschleudert und wieder zurückgeworfen wird. So, jetzt sollten wir aber klein genug sein um den Pylorus, so heißt der Schließmuskel am Ende des Magenausgangs, zu passieren. Alles, was zu groß ist und nicht verdaut werden kann, wie zum Beispiele verschluckte Obstkerne, wird dann in der Nacht aus dem Magen entlassen.«

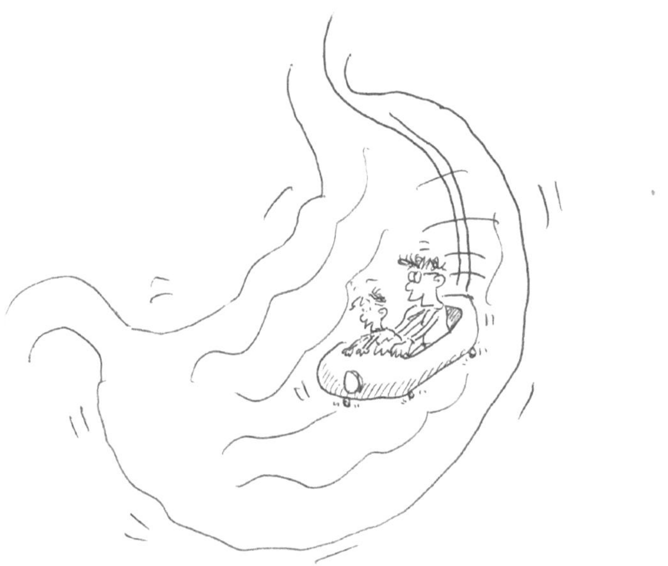

Der Wagen fuhr weiter, passierte die Tür und gelangte in das Duodenum, den Zwölffingerdarm, den obersten Teil des Dünndarms.

»Der Dünndarm ist der längste Abschnitt des Magen-Darm-Trakts. Hier findet der Hauptteil der Verdauung und der Absorption statt. Siehst Du die Öffnung da drüben?«

Max deutete auf ein großes Loch in der Darmwand.

Deniz konnte beobachten, wie aus der Öffnung gelblich-grünliche Flüssigkeit herausfloss.

»Das sind die Sekrete aus der Bauchspeicheldrüse und die Galle aus der Leber beziehungsweise der Gallenblase. Die Bauchspeicheldrüse hat zwei Anteile, der eine bildet Hormone, das Insulin und Glukagon, die ins Blut abgeben werden. Insulin zum Beispiel ist besonders wichtig zur Senkung des Blutzuckerspiegels. Der andere Anteil der Bauchspeicheldrüse bildet die Verdauungsenzyme, die wie jetzt in den Darm abgegeben werden. Außerdem fließt auch gerade Galle heraus. Die Galle ist zum einen dazu da, Abfall- und Endprodukte des Stoffwechsels sowie potentielle Giftstoffe auszuscheiden.«

»Was bedeutet Stoffwechsel?«

»Stoffwechsel steht für die Aufnahme, den Transport und die chemische Umwandlung von Stoffen, wie Traubenzucker, Fett, Aminosäuren oder anderen Mikronährstoffen, im Körper. Stoffwechsel steht aber auch für die Abgabe von Stoffwechselendprodukten über den Stuhl und den Harn an die Umgebung.«
»Mmmh«, dachte Deniz, »kann man das nicht besser erklären?«
»Ein Beispiel vielleicht?«

»Okay, zum Beispiel entsteht beim Abbau von Aminosäuren das giftige Ammoniak. Dieses wird in der Leber in Harnstoff umgewandelt und dadurch entgiftet. Der Harnstoff wiederum wird dann mit dem Harn ausgeschieden. Klar?« Deniz nickte höflich, kannte sich jedoch immer noch nicht ganz aus.

»Aber zurück zur Galle. Diese enthält andererseits vor allem auch Gallensäuren, die für die Verdauung der Fette notwendig sind. Fette sind nicht wasserlöslich und brauchen in der wässrigen Umgebung des Darms Hilfe, damit sie verdaut, also aufgeschlossen und ins Blut aufgenommen werden können. Die Gallensäuren wirken wie Seife, das heißt, sie haben einen fettlöslichen und einen wasserlöslichen Anteil. Dadurch helfen sie den fettspaltenden Enzymen bei ihrer Arbeit und unterstützen auch die Aufnahme der aufgespaltenen Fette ins Blut. So, Deniz, schau mal auf die Videoleinwand.«

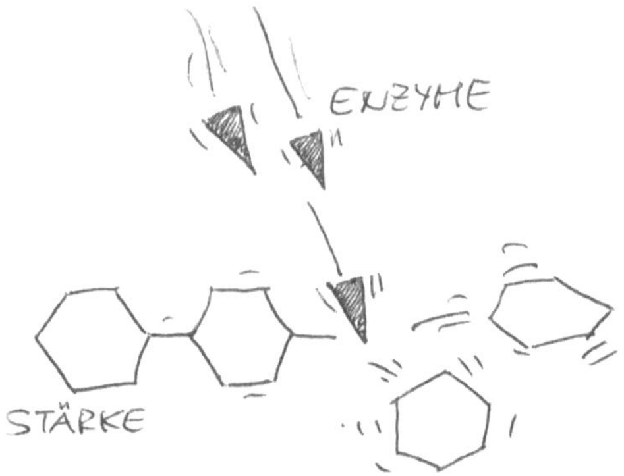


Deniz konnte dort beobachten, wie die Makronährstoffe durch Verdauungsenzyme in kleinere Bestandteile zerlegt wurden. Die großen Eiweißmoleküle wurden zu einzelnen Aminosäuren, Stärke zu Traubenzucker und Neutralfette zu Fettsäuren zerlegt. Dann konnte Deniz beobachten, wie die kleinsten Bestandteile ins Blut aufgenommen wurden.

»Der gesamte Darm erreicht durch Einstülpungen, Nischen und Faltenbildungen eine Oberfläche von etwa 200 $m^2$. Diese enorme Größe garantiert, dass auch fast alles effizient aufgenommen werden kann. Wichtig ist, dass die zerlegten Nährstoffe gelöst sind. Nur dann können sie absorbiert werden. Beispielsweise Eisen aus pflanzlicher Kost kann durch verschiedene Stoffe in der Nahrung gebunden werden. Diese hemmen dann die Absorption dieses so wichtigen Spurenelements. Eisen aus Fleisch widersteht diesen bindenden Stoffen. Das ist ein Grund, warum Fleisch für Heranwachsende auch so wichtig ist.«

»Was passiert eigentlich nach der Absorption?«

»Ja, gute Frage, nach der Absorption spielen sich, wie bereits erwähnt, Stoffwechselvorgänge ab. Die meisten Nährstoffe außer Fett gelangen zunächst einmal über das Blut direkt in die Leber. Hier werden sie verarbeitet, gespeichert und bei Bedarf wieder abgegeben. Aminosäuren werden zum Beispiel wieder zu Proteinen aufgebaut, Zucker wird zu einem Teil gespeichert und zu einem anderen Teil in den großen Körperkreislauf entlassen, so dass der Blutzuckerspiegel steigt. Andere Nährstoffe werden zu den Organen transportiert und stehen dort für die Bildung von verschiedenen Stoffen, Enzymen etc. zur Verfügung. Kannst Du Dir vorstellen, was zum Beispiel mit dem Eisen passiert?« Deniz überlegte kurz. »Keine Ahnung«, antwortete er dann. »Es gelangt zum Knochenmark, wo es für die Bildung von Hämoglobin und den roten Blutkörperchen gebraucht wird.«

»Hämoglobin?«

»So heißt der rote Blutfarbstoff, der Sauerstoff zu den Organen transportiert.« »Und was passiert mit dem Fett?« »Fett umgeht primär die Leber und wird über das Lymphsystem direkt in die großen Venen eingeschleust.«

Deniz brummte der Kopf. Das ganze war ja ziemlich kompliziert. »Was ist denn das Lymphsystem?« Mit diesem Ausdruck konnte Deniz nichts anfangen.

»Das Lymphsystem mit den Lymphgefäßen als Leitungsbahnen ist neben dem Blutkreislauf ein wichtiges Transportsystem im menschlichen Körper. Es ist neben dem Transport von Fett auf den Transport von Nähr- und Abfallstoffen spezialisiert und entsorgt in den Lymphknoten auch Krankheitserreger wie Bakterien und Fremdkörper.

Aber jetzt zurück zum Darm. Nachdem wir die Verdauung und die Absorption kennen gelernt haben, machen wir uns am Besten auf den Weg zum Dickdarm.«

»Gibt es noch irgendwelche unangenehmen Überraschungen, mit denen ich rechnen muss?« Deniz wollte nicht noch einmal »überrumpelt« werden. »Sicher ist sicher«, dachte er. »Dann kann ich mich darauf einstellen«.

»Na ja, es wird nichts verraten, sonst wird's langweilig«, lächelte Max, »aber ich verspreche Dir, dass Du diesen Darm ohne größeren Schaden wieder verlassen wirst. Also cool bleiben.« »Ha ha«, dachte Deniz, »aber ich muss sagen, ein wirklich toller ›Höhlen-‹Trip.«

»So, wir machen uns jetzt auf den Weg zum Dickdarm. Es wäre eigentlich eine lange Fahrt durch den langen Dünndarm, aber wir nehmen eine Abkürzung.« Der Wagen fuhr los, machte eine Rechts-, dann Linkswendung und kam wieder bei einer Tür an. Deniz befürchtete das Schlimmste. Diesmal gab es aber keine bösen Überraschungen. Die Tür öffnete sich gleich, und sie fuhren in den Dickdarm hinein.

»Die wichtigste Aufgabe des Dickdarms ist es, den Stuhl zu bilden. Zu diesem Zweck wird das restliche Wasser bis auf jeweils ungefähr 100 Milliliter, die mit dem Stuhl ausgeschieden werden, wieder ins Blut absorbiert. Funktioniert das aus irgendwelchen Gründen nicht so gut oder wird sogar zusätzlich Wasser sezerniert, also in den Darm abgegeben, entsteht Durchfall.«

»Wie kommt es dazu?«

»Na ja, es können Bakterien aus verdorbener Nahrung schuld daran sein, aber auch Nährstoffe, die im Dünndarm nicht verdaut und absorbiert wurden. Diese ziehen nämlich Wasser an, das nennt man Osmose.«

»Welche Nährstoffe können das?«

»Zum Beispiel Milchzucker aus der Milch. Viele Menschen, vor allem Erwachsene können den Milchzucker nicht aufspalten, da ihnen das Enzym dazu fehlt. Sie bekommen daher Blähungen und eben Durchfall nach dem Trinken von Milch und eventuell auch nach dem Essen von Milchprodukten.«

»Ich glaube, das hat mein Onkel auch, das nennt man Milchzuckerunverträglichkeit, richtig?«

»Genau, sehr gut! Wie ich sehe, hast Du Deine Hausaufgaben gemacht.« Deniz fühlte sich geschmeichelt.

»Was krabbelt denn da komisches in der Darmwand herum?«, fragte Deniz und zeigte auf viele kleine, zellartige Strukturen, die auf dem Video um sie herum zu sehen waren.

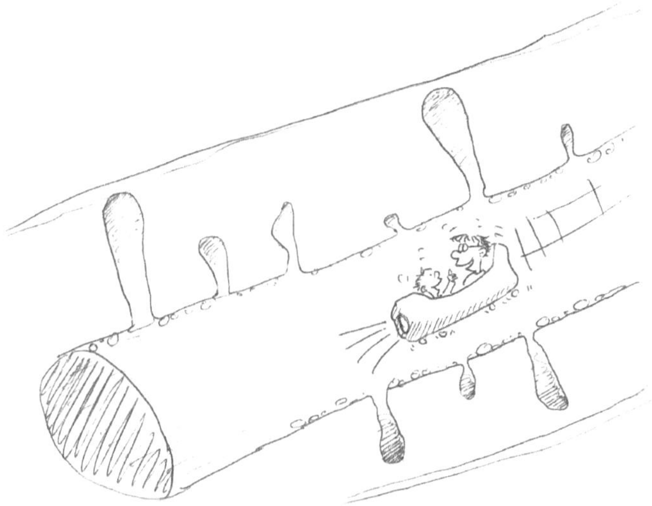

»Das sind Bakterien, aber die guten, nicht die schlechten, die Durchfall verursachen. Der Dickdarm ist reichlich mit nützlichen Bakterien besiedelt. Diese schützen vor Krankheiten und sind auch beteiligt bei der Bildung von Vitamin K und Nährstoffen für die Schleimhaut des Dickdarms.« *Gute* Bakterien, das war für Deniz neu.

»Übrigens Deniz, die Bildung des Stuhls hier im Dickdarm funktioniert besser, wenn Du mehr Ballaststoffe verzehrst und viel trinkst.«

»Was sind Ballaststoffe?« Deniz war bei so vielen Informationen schon echt überfordert.

»Ballaststoffe, auch als Nahrungsfasern bezeichnet, kommen in pflanzlichen Lebensmitteln vor. Fleisch und Fisch enthalten daher keine Ballaststoffe. Im Pflanzengerüst sind die Ballaststoffe wichtig für Halt und Stabilität der Pflanze. Chemisch gehören sie vor allem zu der Gruppe von Kohlenhydraten, die im Magen-

Darm-Trakt von den Verdauungsenzymen nicht oder nur unvollständig aufgespalten werden können.«

»Also verursachen sie Durchfall?«

»Gut kombiniert, aber die Antwort ist Nein. Sie binden viel Wasser und bewirken damit eine bessere Füllung des Darms. Aber sie verursachen im Vergleich zu nicht gespaltenem Milchzucker keinen Durchfall, da sie eine geringere osmotische Last bewirken. Im Klartext heißt das: Sie sind zwar große Moleküle, aber im Vergleich zum Milchzucker ist ihre Anzahl deutlich geringer. Bei der Osmose kommt es nämlich vor allem auf die Anzahl der Teilchen an, klar?« Deniz nickte zögernd.

»Eine ballaststoffreiche Kost ist auch von Vorteil bei der Zuckerkrankheit und hohen Blutfettspiegeln, da die Ballaststoffe die Aufnahme von Fett und Zucker im Darm verzögern. Schließlich bewirkt eine ballaststoffreiche Kost auch, dass man leichter satt wird.«

»Das scheinen ja richtige Wundernährstoffe zu sein!« Deniz war beeindruckt. »Wo kommen die denn vor?«

»Ja, eine ballaststoffreiche Kost schützt vor vielen Krankheiten. Ballaststoffreich sind besonders Haferflocken, alle möglichen Vollkornprodukte sowie Hülsenfrüchte und Obst, wie zum Beispiel Bohnen, Äpfel und Birnen. Also Haferflocken zum Frühstück und über den Tag verteilt Obst und Gemüse – und es kann nichts mehr schief gehen, und unten geht's auch besser durch – wie wär's?«

»Klingt eigentlich gut. Danke für den Tipp!« antwortete Deniz. Äpfel mochte er ohnehin gerne.

»So, jetzt nähern wir uns dem Ende der Reise. Dort hinten ist der Enddarm.« Max zeigte auf eine schwarze Tür am Ende des Dickdarms. Der Wagen fuhr bis zur Tür und blieb kurz davor stehen. Es verging eine Minute, in der nichts geschah.

»Und was jetzt?« fragte Deniz.

»Jetzt warten wir auf den Stuhlentleerungsreflex.«

»Wie lange kann das dauern?«

»Minuten, Stunden, eventuell sogar Tage, je nachdem«, bemerkte Max lächelnd. Deniz begriff, dass er Spaß machte.

»Die Stuhlentleerung erfolgt wieder durch einen Reflex. Wenn die Wand des Enddarms gereizt wird, werden reflexartig Muskeln erregt. Außerdem bekommen wir Stuhldrang. Dann liegt es an uns, ob wir den Stuhl entleeren wollen!«

»Rausscheißen, oder?!«

»Na meinetwegen. Okay. Wollen wir das jetzt?«

»Unbedingt«, antwortete Deniz ungeduldig. Er hatte Hunger und wollte das erworbene theoretische Wissen sofort in die Praxis umsetzen. Max drückte auf einen Knopf. Die Tür öffnete sich, und der Wagen fuhr heraus.

»So, jetzt hast Du es geschafft!«

»Vielen Dank«, Deniz war sichtlich erleichtert.

»Es war einfach toll. Nächstes Mal hätte ich richtig Lust auf eine Reise durch ein anderes Organ. Lässt sich das einrichten?«

»Klar, Du bist jederzeit willkommen. Du warst ein Super Co-Pilot.«

Deniz verabschiedete sich und verließ zufrieden das Museum. Heute hatte er wirklich viel gelernt und viel gesehen. Außerdem hatte er Lust bekommen, mehr über den fantastischen menschlichen Körper und seine Funktionen kennenzulernen. »Nächstes Mal besuche ich vielleicht das Herz«, dachte er, während er sich mit seinem Vater auf den Heimweg machte.

## 2. Gesunde Ernährung

Was bedeutet Gesundheit überhaupt und was bringt gesunde Nahrung? Die offizielle Definition der Weltgesundheitsorganisation WHO von Gesundheit lautet: »Gesundheit ist ein Zustand vollkommenen körperlichen, geistigen und sozialen Wohlbefindens und nicht die bloße Abwesenheit von Krankheit oder Gebrechen.« Das bedeutet im Klartext, dass ein gesunder Mensch sich rundum wohl fühlt und nicht die kleinsten Beschwerden aufweist. Klingt gut, oder? Ob Du gesund bist und gesund bleibst hängt von einigen wichtigen Faktoren ab. Zum einen ist da die genetische Veranlagung, die Du von Deinen Eltern und deren Eltern und so weiter mitbekommen hast. Sie ist in den Zellen Deines Körpers als Erbsubstanz gespeichert, und Du kannst sie nicht beeinflussen. Glücklicherweise besitzen die meisten jedoch von Beginn an eine gute genetische »Bausubstanz«, so dass Du Dir diesbezüglich normalerweise keine großen Sorgen machen musst. Neben der Veranlagung spielen aber auch einige andere Dinge eine wichtige Rolle für Deine Gesundheit. Dazu gehören vor allem eine saubere Umwelt mit wenig Schadstoffbelastung (wie z.B. durch Zigarettenrauch), ausreichend Schlaf und Zeiten der Ruhe, genügend körperliche Bewegung sowie auch ein gutes soziales Umfeld, also vor allem liebevolle Eltern, aber auch ein regelmäßiger Kontakt mit Freunden. Was für Dein Wohlbefinden aber auch ganz wichtig ist, ist eine gesunde Ernährung mit qualitativ hochwertigen Lebensmitteln. Am besten ist eine ausgewogene Mischkost mit vielen Lebensmitteln der Saison und aus der Region. Die Devise heißt: Buntgemischt und nicht immer das gleiche auf den Tisch, sonst wird es auch fad. Außerdem solltest Du Dich auch nicht zu fettreich ernähren, Wurst und fingerdick Butter aufs Brot ist einfach zu viel. Achte auf hochwertige Lebensmittel! Die haben nämlich einen hohen Gehalt an Vitaminen, Mineralstoffen und anderen lebenswichtigen Wirkstoffen. Obst und Gemüse, Kartoffeln, Vollkorn- und Milchprodukte, Fisch sowie magere Fleischsorten gehören dazu.

Nebenbei liefern Obst, Gemüse und Vollkornprodukte zusätzlich auch Stoffe, die vor verschiedenen Krankheiten schützen. Neben den hochwertigen Lebensmitteln gibt es dann noch die »leeren Energieträger«, zu denen Zucker, Weißbrot etc. zählen. Diese besitzen keine oder nur einen geringen Anteil an wichtigen Nährstoffen und sind außerdem noch bei hohem Konsum gesundheitsschädlich. Bestes Beispiel ist die Entstehung von Karies bei ständigem Zuckerverzehr.

## 2.1. Täglich Obst und Gemüse halten Dich gesund

Ina ist 7 Jahre alt. Sie spielt gerne mit ihrer kleinen Schwester Stella. Außerdem tanzt sie gerne und zieht sich hübsch an. Was Ina aber am tollsten findet, ist essen. Sie isst am liebsten den ganzen Tag. Süßes mag sie besonders gerne, sie gehört nämlich zur großen Gruppe der Naschkätzchen und Naschkatzen.

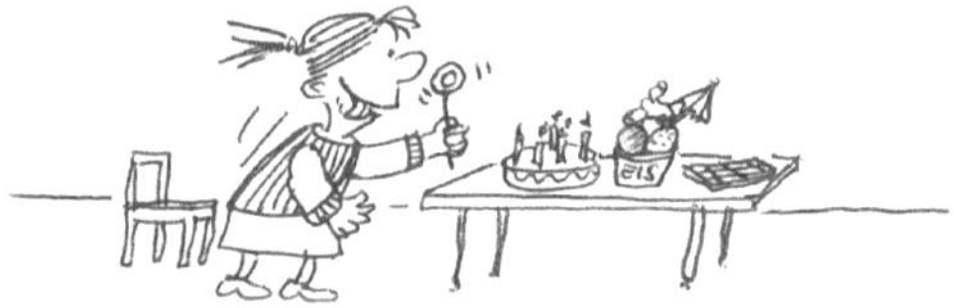

Gummis und Schokos sind ihre Favoriten. Ab und zu kommt noch ein Kakao mit extra viel Kakaopulver dazu. Fleisch, Fisch, Eier und bestimmte Beeren mag sie auch, wenn es sein muss, auch mal eine salzige Suppe, mehr ist jedoch nicht drin. Wenn es nach Inas Geschmack ginge, könnte sie auf alles andere Essbare verzichten. Wie viele andere Kinder auch mag sie vor allem kein Gemüse.

Jedesmal, wenn sie Karotten, Kohl und Co. auf den Teller bekommt, verzieht sie ihr Gesicht und gibt ablehnende Bemerkungen wie Pfui, Bäh und ähnliches von sich. Ihre Eltern sind in Inas Augen nur lästig und versuchen sie ständig zu überreden, wenigstens ab und zu Gemüse zu essen. Sie erklären ihr, dass Obst und Gemüse wichtig für ihre Gesundheit seien. Ina kontert und sagt, dass ihr Gemüse *einfach nicht schmeckt*. Außerdem schaut es manchmal wirklich unappetitlich aus.

## *Was sind überhaupt Obst und Gemüse, und warum sind sie wichtig für unsere Gesundheit?*

Obst und Gemüse sind nicht immer eindeutig voneinander zu trennen. Grundsätzlich wird die *Frucht* einer Pflanze als Obst bezeichnet, wohingegen Gemüse aus unterschiedlichen *Teilen* einer Pflanze besteht. Gemüse wird im Gegensatz zu Obst auch häufig gekocht zubereitet. Schließlich zeichnet sich Obst durch einen säuerlichen oder süßlichen Geschmack aus, wohingegen Gemüse ungekocht und ungewürzt eher sauer bis bitter schmeckt.

Durch Gemüse und Obst nimmst Du vor allem Vitamine, Mineralstoffe und sogenannte sekundäre Pflanzenstoffe auf. Bei den Vitaminen stehen im Vordergrund Folsäure, Beta-Karotin sowie die Vitamine $B_1$, $B_6$, Niacin und vor allem Vitamin C. Die wichtigsten Funktionen dieser Vitamine findest Du in der Tabelle *Vitamine – Funktionen und Lebensmittelquellen* im Anhang. Zu den wesentlichen Mineralstoffen, die von Gemüse, aber auch zum Teil Obst geliefert werden, gehören Magnesium, Eisen, Zink und Kalium.

Neben Vitaminen und Mineralstoffen enthalten Gemüse und Obst auch sekundäre Pflanzenstoffe wie zum Beispiel Flavonoide und Carotenoide. Diese werden in den Pflanzen gebildet und wirken beispielsweise als farbgebende Stoffe sowie als Abwehrstoffe gegen Schädlinge und Krankheiten. Sie werden als *sekundär*, also zweitrangig, bezeichnet, da sie nicht primär für das Leben notwendig sind. Für den Menschen gehören sie jedoch zu den gesundheitsfördernden Substanzen. Sie können beispielsweise als Duft- und Aromastoffe die Nahrungsauswahl beeinflussen. Die sekundären Pflanzenstoffe helfen dem Körper aber auch, sogenannte freie Radikale zu eliminieren und sind daher wichtig, um einem sogenannten oxidativen Stress entgegenzuwirken.

### *Was sind überhaupt freie Radikale, und was ist oxidativer Stress?*

Ich versuche es, so gut es geht, einmal einfach zu erklären. Du solltest das jetzt nicht überlesen, da dieses Thema sehr aktuell ist und immer wieder in den Medien diskutiert wird. Nur so kannst Du mitreden und mit Deinem Wissen beeindrucken!

Freie Radikale sind zerstörerische chemische Verbindungen mit Sauerstoff, die in unserem Körper in geringen Mengen täglich gebildet werden. Das klingt doch eigentlich merkwürdig, oder? Sauerstoff? Zerstörerisch? Kann das sein? Du weißt, dass wir ohne Sauerstoff nicht leben können. Sauerstoff wird zur Bereitstellung von Energie in den Zellen unseres Körpers benötigt. Ohne Energie läuft absolut nichts (Genaueres im ersten Kapitel *Lebensmittel und Nährstoffe*) und daher sterben wir, wenn wir nicht ständig Sauerstoff einatmen. Sauerstoff ist lebenswichtig, keine Frage, aber mit ungepaarten, sogenannten freien Elektronen in der Molekülhülle verwandelt er sich zu einem brutalen Zerstörer, zu einem Sauerstoffradikal.

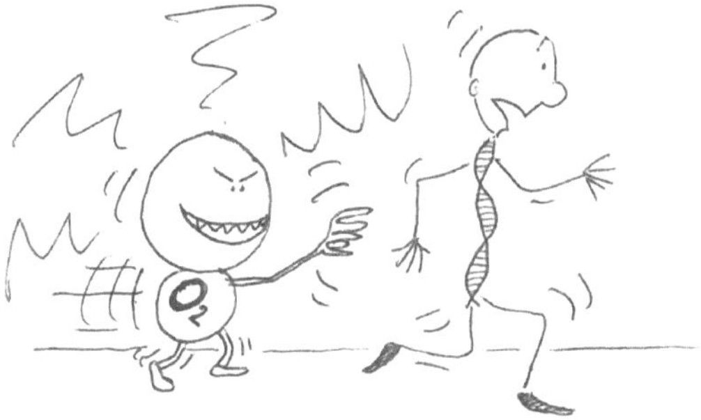


Dieses freie Radikal ist hochgradig instabil, äußerst reaktionsfreudig (»kontaktfreudig«), sehr kurzlebig und sucht erbarmungslos den Kontakt mit anderen Molekülen, um seinen eigenen Zustand zu stabilisieren. Dabei werden die angegriffenen Moleküle und Zellstrukturen verändert und im Extremfall zerstört.

Das ist interessanterweise in unserem Körper teilweise sogar erwünscht, wie zum Beispiel beim Abtöten von Bakterien durch das Immunsystem, das aus Zellen und Molekülen besteht, die uns vor Bakterien, Viren und anderen Erregern schützen. In großen Mengen gebildet, sind freie Radikale aber schädlich und können zur Entstehung von Krebserkrankungen, Arterienverkalkung, der sogenannten Arteriosklerose, und anderen Krankheiten führen. Wie Du bereits gelesen hast, führt eine Verkalkung der Arterien dazu, dass das Blut nicht mehr gut fließen kann, daher gelangt zu wenig Sauerstoff zu den Zellen, welche in weiterer Folge ab sterben. Daraus kann zum Beispiel ein Herzinfarkt entstehen.

Faktoren wie beispielsweise Umweltschadstoffe, dabei vor allem Zigarettenrauch, tragen zu einer vermehrten Bildung dieser potenziell aggressiven Verbindungen bei. Immer, wenn jemand einen Zug an einer Zigarette macht, werden in seinem Körper über 100 Billionen freie Radikale freigesetzt. 100 Billionen sind 100.000.000.000.000! freie Radikale, also eine unglaubliche Menge. Diese Zahl entspricht ungefähr so viel, wie Sandkörner in 1.000 Kubikmeter feinem Sandstrand enthalten sind. 1.000 Kubikmeter entsprechen einem Würfel mit einer Kantenlänge von 10 Metern.

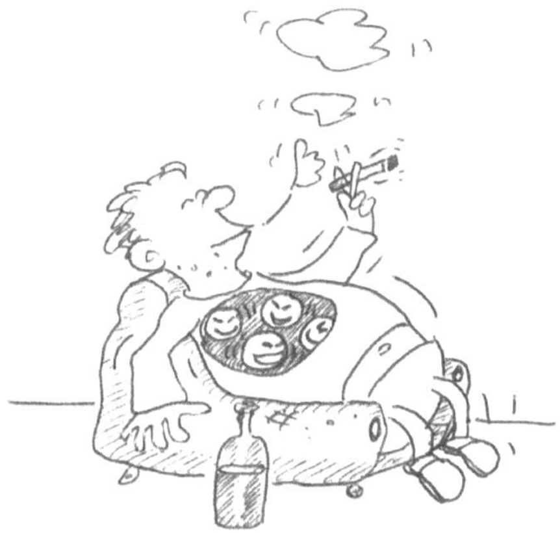

Für die Beseitigung von freien Radikalen stehen uns sogenannte antioxidative Substanzen zur Verfügung, die die freien Radikale gleichsam einfangen und unschädlich machen. Zu den *Radikalfängern* gehören neben den bereits erwähnten sekundären Pflanzenstoffen auch Vitamin C, Vitamin E und Beta-Karotin. Diese Nährstoffe sind vor allem in Obst und Gemüse enthalten. Zusätzlich werden auch in unserem Körper antioxidative Verbindungen gebildet. Normalerweise reicht die antioxidative Abwehr aus, um überschüssige freie Radikale abzuwehren. Werden jedoch zu viele freie Radikale gebildet, kommt es unweigerlich zu oxidativem Stress, das ist ein massiver Angriff mit Radikalen. *Oxidativer* Stress deswegen, weil freie Radikale Sauerstoff-, also *Oxygen*-Verbindungen, sind. Bei oxidativem Stress trifft eine mächtige Armee der freien Radikale auf eine unzureichende oder stark geschwächte antioxidative Abwehr. Das Resultat ist eine Schädigung von Gefäßwänden, Zellen und Molekülen.

Sehr hoch ist die Wahrscheinlichkeit für oxidativen Stress bei Rauchern. Du solltest aber auch wissen, dass auch eine einseitige Ernährung mit wenig Obst und Gemüse, also *Junk-Food hoch 3*, Dein antioxidatives Abwehrsystem schwächt. Dann gewinnen unter Umständen auch bei Dir die fiesen freien Radikalen überhand und schädigen Deine Zellen. Das wäre wirklich nicht so toll und ist ein wichtiger Grund, warum Du Dich gesund, na ja wenigstens einigermaßen gesund ernähren solltest. Also nicht auf Gemüse und Obst verzichten!

Insbesondere Obst zeichnet sich wegen des relativ hohen Gehalts an antioxidativen Nährstoffen aus. Dabei gibt es jedoch Unterschiede in der Wirksamkeit zwischen den einzelnen Obstsorten.

- Eine sehr hohe antioxidative Kapazität besitzen (bezogen auf die gleiche Menge in Gramm): Granatapfel, Brombeere, Heidelbeere, Preiselbeere, Himbeere, getrocknete Pflaume.
- Noch immer eine relativ hohe antioxidative Kapazität besitzen (bezogen auf die gleiche Menge in Gramm): Kirsche, Erdbeere, Apfel, Avocado, Aprikose, Grapefruit, Orange, Mandarine, Birne, Pfirsich, Weintraube.

Neben den oben erwähnten Obstsorten haben auch Walnüsse, Haselnüsse, Pistazien, Artischocken, Knoblauch, verschiedene Gewürze, dunkle Schokolade (Kakaoanteil über 70 %) sowie grüner Tee eine nennenswerte antioxidative Kapazität.

Hier einige Tipps, wie Du den Verzehr an Gemüse und Obst erhöhen kannst:

- Bereits zum Frühstück frisches Obst mit Joghurt oder Müsli essen.
- Obst ist immer gut als Zwischenmahlzeit. Also immer was dabeihaben, wenn Du unterwegs bist, z.B. Äpfel, Orangen, Beeren.

- Zu jedem Mittagessen gehört auf jeden Fall eine große Portion Gemüse und ein Salat.
- Obst immer roh und Gemüse teilweise roh verzehren. Frisch verwenden, da schon bei der Zubereitung Nährstoffe verloren gehen.

Außerdem: Aus ökologischen Gründen ist es sinnvoll, Obst und Gemüse aus der Region zu verwenden. Diese Produkte werden möglichst nah am Verkaufs- und Verbrauchsort produziert, verarbeitet, vermarktet und konsumiert. Dadurch wird vor allem eine erhöhte Umweltbelastung durch lange Transportwege vermieden – somit kannst Du auch etwas zum Klimaschutz beitragen.

Obst und Gemüse der Saison bieten vollen Geschmack und reichlich Vitamine durch einen hohen Reifegrad. Am besten ist es, sich am heimischen Erntekalender zu orientieren und danach die Lebensmittel auszuwählen.

In der folgenden Tabelle[1] findest Du einige natürliche Obst- und Gemüsezeiten.

---

[1] Adaptiert aus: Andreas Schlumberger, 33 einfache Dinge, die du tun kannst, um die Welt zu retten. Frankfurt am Main, 2005.

| **Obst und Gemüse** | **Monat** |
|---|---|
| Apfel | August bis November |
| Apfelsine | November bis Juni |
| Aprikose | Juni bis August |
| Birne | August bis Oktober |
| Erdbeere | Mai bis Juli |
| Himbeere | Juli, August |
| Kirsche | Juli, August |
| Pfirsich | Juni bis September |
| Pflaume | Juli bis September |
| Artischocke | August bis Oktober |
| Aubergine | Juli bis September |
| Blumenkohl | Juni bis Oktober |
| Broccoli | Juni bis September |
| Endivien | Juli bis März |
| Möhre | April bis Oktober |
| Paprika | Juli bis Oktober |
| Rote Beete | September bis April |
| Salatgurke | März bis Dezember |
| Spargel | Mai, Juni |
| Spinat | März bis Mai |
| Tomate | Juli bis Oktober |
| Zucchini | Januar bis Dezember |
| Zwiebel | Januar bis Dezember |

## 2.2. Brot und Kartoffeln bilden die Basis der täglichen Nahrung

Die Heimat der Kartoffeln sind die Anden. Die Spanier lernten sie dort von den Inkas kennen und brachten die Kartoffel im 16. Jahrhundert nach Europa. Um 1600 war die Kartoffelpflanze eine Attraktion in den botanischen Gärten Europas. Zunächst interessierten sich nur die Wissenschaftler für die Kartoffel, da sie in ihr besondere Heilkräfte vermuteten. Erst nach einer länger andauernden Phase der Ablehnung und Skepsis wurde im 18. Jahrhundert die Kartoffel großflächig in Deutschland für den Verzehr angebaut und entwickelte sich zum Brot für arme Leute. Sie ersetzte damals zu einem beträchtlichen Teil das Getreide. Berühmte Künstler bedienten sich damals der Kartoffel, um das Leben des einfachen Menschen zu beschreiben, Beispiele sind bekannte Gemälde wie *Die Kartoffelesser* von Vincent van Gogh (1853-1890).

Allerdings gab es auch unschöne Sprüche, wie *Die dümmsten Bauern haben (oder ernten) die größten Kartoffeln.*

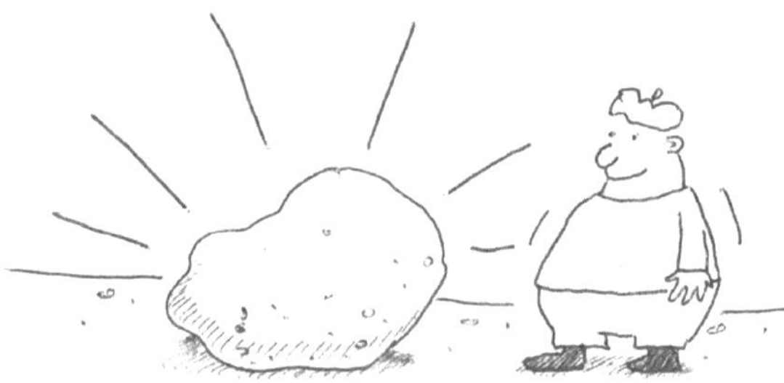

Dieser Spruch ist natürlich Blödsinn. Jeder weiß heutzutage, dass Kartoffeln hochwertige Lebensmittel sind und wahrlich nichts mit Dummheit zu tun haben. Warum ist die Kartoffel überhaupt ein hochwertiges Lebensmittel?

Zum einen besitzt die Kartoffel hochwertiges Eiweiß, das heißt, eine günstige Zusammensetzung der Aminosäuren, also viele essentielle Aminosäuren. Vor allem in Kombination mit Ei ist die Kartoffel bezüglich der Eiweißzusammensetzung (biologische Wertigkeit, siehe Kapitel *1.5. Pippis Geheimnis – Eiweiß macht stark*) fast nicht zu schlagen. Durch den relativ hohen Wasseranteil ist die Kartoffel ein energiearmes (also kalorienarmes) Lebensmittel. Sie hat deutlich weniger Kalorien als zum Beispiel Nudeln oder Reis (siehe *Kalorientabelle* im Anhang) und ist daher als Beilage oder auch Hauptgericht vor allem bei Übergewicht ideal. Achtung! Das gilt aber für die fettarm zubereitete (Salz-)Kartoffel und nicht für fettige Pommes Frites oder Bratkartoffeln! Neben einem sehr geringen Fettgehalt weist die Kartoffel noch einen relativ hohen Gehalt an lebenswichtigen Nährstoffen auf. Dabei stehen im Vordergrund die Vitamine $B_1$ und $B_6$, Vitamin C sowie das Mengenelement Kalium (siehe Tabellen *Vitamine – Funktionen und Lebensmittelquellen* und *Mineralstoffe – Funktionen und Lebensmittelquellen* im Anhang).

Die seit Jahrtausenden weltweit wichtigste Nahrungsgrundlage für die Menschen ist Getreide. Zu den klassischen Getreidearten zählen Weizen und Roggen sowie Reis, Mais, Gerste, Hafer und Hirse. Für Abwechslung auf dem Teller sorgen Grünkern, Emmer, Einkorn und Kamut sowie Buchweizen, Quinoa und Amaranth.

Getreide wird seit etwa 10.000 Jahren angebaut. Als Jäger und Sammler sesshaft wurden, begannen sie Ackerbau zu betreiben und Getreide anzupflanzen. Ein Vorteil des Getreides ist seine gute Haltbarkeit, so dass die Menschen Vorräte anlegen konnten und auch in schwierigen Zeiten nicht ihren Standort wechseln mussten. Zunächst wurden die Getreidekörner entweder als ganzes oder zermahlen eingeweicht und dann als Brei verzehrt. Das erste Brot entstand vor etwa 5000 Jahren. Dabei wurde der Getreidebrei auf heißen Steinen ausgebacken. Dieses erste Fladenbrot wurde sehr schnell hart, so dass es nur im frischen, warmen Zustand gegessen wurde. Später entdeckten die Ägypter den Sauerteig. Sauerteig entsteht, wenn der Getreidebrei durch ungefährliche Milchsäurebakterien oder Hefen vergoren wird. Vergärung bedeutet, dass aus dem Zucker (Stärke) im Brot Milchsäure (Sauerteig) und Kohlendioxid entstehen. Dadurch wird das Backwerk lockerer und das Brot schmackhafter, besser verdaulich und haltbarer. Am besten eignen sich zum Brotbacken Weizen und Roggen. Neben dem besonderen Wert als Grundnahrungsmittel hat das Brot auch eine große religiöse bzw. symbolische Bedeutung. Im Judentum zum Beispiel ist das Pessachfest, bei dem ungesäuertes Brot an den Auszug aus Ägypten erinnert, eines der höchsten Feste. Im christlichen Glauben wird im Vaterunser ausdrücklich »Unser tägliches Brot gib uns heute« erbeten. Auch im islamischen Glauben nimmt das Brot einen wichtigen Stellenwert ein. Der Prophet Mohammed zum Beispiel schätzte das Brot als eines der wichtigsten Lebensmittel.

## *Warum ist Brot so wichtig als Nahrungsquelle?*

Brot ist vor allem einfach in der Herstellung und weist eine günstige Zusammensetzung der Makronährstoffe, also der Kohlenhydrate, Fette und Proteine, auf. Brot enthält nämlich vor allem reichlich Stärke, eine Mindestmenge an Eiweiß und wenig Fett und ist daher eine ideale Energiequelle. Die Ernährungsgesellschaften empfehlen, dass man mindestens 50 % der Energie über Kohlenhydrate, hauptsächlich Stärke, zuführt. So gesehen ist Brot ideal.

Außerdem enthält Brot auch gewisse Vitamine, Mineralstoffe und Ballaststoffe. Diese sind vor allem reichlich in Vollkornbrot enthalten, und weniger in Weißbrot, also Brötchen, Baguette etc. Warum ist das so?

In Europa war bis etwa zur Mitte des 19. Jahrhunderts Vollkornmehl zur Brotzubereitung üblich. Durch die Einführung der Mühlentechnik zur Zeit der Industrialisierung (entstehen von Industrien und Fabriken) wurden Weißmehl und später auch geschälter Reis immer beliebter. Sie galten als leicht verdaulich, und es war modern, sie zu verzehren. Auch konnte durch die Entfernung der verderblicheren Bestandteile des Vollkorns eine bessere Lagerfähigkeit erzielt werden. Seit wenigen Jahren wird dem gesundheitsbewussten Konsumenten jedoch allmählich klar, dass Vollkornprodukte die deutlich gesünderen Lebensmittel sind. Was sich aber über die Jahrzehnte eingeprägt hat, kann nur langsam wieder gutgemacht werden.

Neben Mineral- und Ballaststoffen liefert Getreide vor allem Vitamine der B-Gruppe, Vitamin E und in geringeren Mengen auch gewisse sekundäre Pflanzenstoffe. Die Nährstoffe kommen zum Großteil im Keim und in den Randschichten vor. Durch das Mahlen kann es daher in Abhängigkeit von dem Ausmahlungsgrad zu einem beträchtlichen Verlust an diesen wichtigen Wirksubstanzen kommen.

*Der Ausmahlungsgrad*

*Gekennzeichnet wird der Ausmahlungsgrad für den Käufer durch die auf der Mehlpackung angegebene Typenzahl, die den Mineralstoffgehalt des Mehls angibt. Grundsätzlich gilt: Je höher das Mehl ausgemahlen ist, desto reicher ist sein Nährstoffgehalt.*

*Eine niedrige Ausmahlung ergibt eine helle Mehlfarbe, das heißt, es ist ein hoher Mehlkörperanteil (= hoher Stärkeanteil) vorhanden. Bei hoher Ausmahlung bleibt ein hoher Schalenanteil (= hoher Eiweiß-, Mineralstoff- und Vitaminanteil) erhalten, das Mehl hat eine dunkle Farbe.*

Die verschiedenen Mehltypen geben einen Hinweis auf den Nährstoffgehalt vor allem von Vitaminen und Mineralstoffen. Das Weizenmehl Typ 405 beispielsweise (405 steht für den mittleren Mineralstoffgehalt in Milligramm pro 100 Gramm Mehl Trockensubstanz) ist das im Haushalt am meisten verwendete Mehl. Es ist ein weißes, feines Mehl, das niedrig ausgemahlen ist und dementsprechend doch beträchtlich weniger hochwertige Nährstoffe enthält als ein höher ausgemahlenes Mehl. So weist das mittelgradig ausgemahlene Weizenmehl 1050 im Vergleich zum Weizenmehl Typ 405 in etwa

- 1,3-mal mehr an Ballaststoffen,
- 1,5-mal mehr an Vitamin $B_6$ und Eisen,
- 2-mal mehr an Folsäure und Vitamin $B_2$,
- 3-mal mehr an Mangan, Zink und Panthotensäure sowie
- 7-mal mehr (!) an Vitamin $B_1$ auf.

Ein Vollkornmehl ist bezüglich des Nährstoffgehaltes sogar noch hochwertiger als das Weizenmehl 1050.

Ihr seht, dass »weißes« Mehl bzw. »weiße« Brötchen viel weniger lebenswichtige Nährstoffe enthalten als ein »dunkleres« Mehl bzw. Brot. Vollkornbrot bedeutet außerdem nicht, dass immer Schrot oder ganze Körner enthalten sein müssen, es kann auch aus feingemahlenem Mehl hergestellt sein.

*Fazit und Tipps*
*Brot ist ein wichtiges Grundnahrungsmittel. Versuche also, täglich drei bis vier Scheiben Brot zu essen. Brot passt nicht nur zum Frühstück und Abendessen, sondern kann auch Teil einer Zwischenmahlzeit sein. Vollkornbrot oder wenigstens Mischbrot sind besser als Weißbrot.*
*Kartoffeln bilden wie Brot die Basis unserer täglichen Ernährung. Das gilt vor allem für fettarm zubereitete Kartoffeln wie Salzkartoffeln, aber nicht für Pommes oder fettige Bratkartoffeln*

## 2.3. Brauchst Du täglich Fleisch zum Wachsen?

Der Mensch ist ein Allesfresser (in der Fachsprache »Omnivore« genannt). Das bedeutet, dass wir uns im Gegensatz zu Herbivoren (Pflanzenfressern) auch von Fleisch und Fleischprodukten ernähren. Bereits 2 Millionen Jahre vor unserer Zeit haben die Vorfahren der heutigen Menschen Fleisch verzehrt. Fleisch war auch ein zentraler Bestandteil der Kost von Neandertalern vor etwa 200.000 Jahren. Erst als die Jäger und Sammler sesshaft wurden und anfingen, Ackerbau zu betreiben, also vor etwa 10.000 bis 12.000 Jahren, rückte der Fleischverzehr in den Hintergrund.

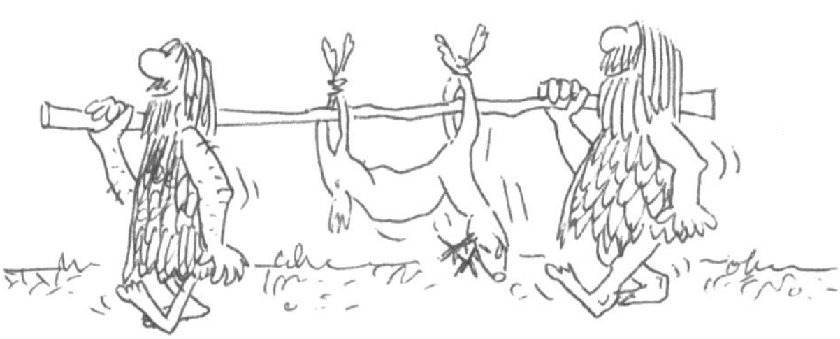

Fleisch liefert vor allem gut bioverfügbares Eisen und Zink, Vitamin $B_{12}$ sowie bestimmte wichtige Aminosäuren wie Lysin.

Hier eine kurze Wiederholung: Gut bioverfügbar bedeutet, dass vor allem das Eisen und Zink aus dem Fleisch aus dem Darm effizient ins Blut aufgenommen, also absorbiert werden. Die wichtigen Nährstoffe Eisen und Zink sind zwar auch reichlich in pflanzlicher Nahrung enthalten. Hier wird aber die Aufnahme dieser Elemente durch verschiedene Substanzen in der Nahrung gehemmt. Diese Hemmstoffe sind beispielsweise in Getreideprodukten und Hülsenfrüchten enthalten. Sie binden das Eisen oder das Zink und verhindern dadurch die Absorption des Elements.

Du kannst die Aufnahme von Eisen aus pflanzlicher Kost durch Vitamin-C-haltige Lebensmittel verbessern. In höheren Mengen kann Vitamin C den Einfluss von Hemmstoffen zu einem großen Teil ausgleichen. Am sinnvollsten wäre hier die Verwendung von Zitronensaft. Hohe Konzentrationen an Vitamin C finden sich auch in Blumenkohl und Brokkoli sowie in anderen Zitrusfrüchten, etwa in Orangen.

Die gute Bioverfügbarkeit von Eisen und Zink ist ein wichtiger Grund, warum Du doch in etwa zwei- dreimal die Woche Fleisch essen solltest. Eisen und Zink sind immens wichtig für das Wachstum. Das wurde ja bereits im Kapitel Fit und stark mit Eisen, Calcium & Co. erwähnt. Ein Mangel an Eisen und Zink kann zu Wachstumsstörungen führen, das wurde bei Kindern in armen Ländern gezeigt.

Vor allem Kleinkinder, aber auch Jugendliche brauchen sehr viel Eisen. Mädchen sollten besonders aufpassen, da sie ab der Pubertät ein höheres Risiko für Eisenmangel aufweisen. Der wichtigste Grund dafür ist, dass Mädchen durch ihre Monatsblutung (»Regel«) Eisen verlieren. Der größte Teil des Eisens steckt im Hämoglobin. Das Hämoglobin ist ein großes Molekül, das in den roten Blutkörperchen vorkommt und für den Transport des Sauerstoffs wichtig ist. Wenn man Blut verliert, gehen somit auch rote Blutkörperchen verloren und damit auch Eisen. Bei Mädchen mit starker Regelblutung kann das sehr viel Eisen sein. Mädchen achten auch häufig stärker auf ihre »Linie«, essen weniger und nehmen dadurch weniger Eisen auf. Beides, also der Blutverlust und die geringe Eisenaufnahme, können sich verstärken und einen Eisenmangel hervorrufen.

Und wie Du ja bereits weißt, ist in Fleisch hochwertiges Eiweiß enthalten.

## *Haben Fleisch und Fleischprodukte auch Nachteile?*

Der Nachteil von Fleisch wird vor allem mit seinem relativen hohen Gehalt an gesättigtem Fett in Verbindung gebracht. Dies kann man jedoch nicht verallgemeinern. Der Fettgehalt hängt von der Tierart (Rind, Schwein etc.), Fütterung, Fleischsorte (Rücken, Bauch, Nacken, Keule etc.) und der Zubereitungsart ab. Einen relativ hohen Fettanteil (bezogen auf die gleiche Menge) haben auf jeden Fall die meisten Wurstsorten und logischerweise fetthaltige Fleischstücke. Einen relativ geringen Fettanteil haben vor allem Filets, aber auch zum Beispiel Putenbrust. Außerdem sind tierische Produkte der Hauptlieferant von Cholesterin. Eine hohe Zufuhr von Cholesterin kann bei gewissen Menschen den Cholesterinspiegel im Blut steigern. Dadurch wird das Risiko für Gefäßerkrankungen deutlich erhöht. Schließlich hat vor allem Wurst einen relativ hohen Kochsalzanteil. Das kann sich ungünstig auf Deinen Blutdruck auswirken (s. Kapitel *Vorsicht vor zuviel Kochsalz*).

## *Was essen Vegetarier?*

Vegetarier sind Menschen, die kein Fleisch und keinen Fisch essen. Die sogenannten Veganer verzichten zusätzlich noch auf *alle* tierischen Produkte, also unter anderem auch auf Eier und Milch. Die Gründe, warum ein Mensch sich für vegetarische Ernährung entscheidet, sind vielfältig. Neben den oben erwähnten potentiellen gesundheitlichen Nachteilen spielen auch beispielsweise ökologische Gründe, wie zum weltweiten Klimaschutz beitragen oder die Umweltbelastung durch Tierhaltung vermindern, eine wichtige Rolle, warum man sich vegetarisch ernährt. Die meisten Vegetarier jedoch entscheiden sich aus ethischen Bedenken für diese Kostform. Sie wollen nicht, dass ihretwegen Tiere getötet und geschlachtet werden und Leid ertragen müssen. Sie sehen das Töten von Tieren als grundsätzliches Unrecht an und plädieren für das Recht der Tiere auf Leben und Unversehrtheit. Man weiß schon seit geraumer Zeit, dass manche Tierarten dem Menschen ähnlich sind und über eine nicht unerhebliche Intelligenz verfügen. So gesehen sind die ethischen Überlegungen der Vegetarier nachvollziehbar.

Das Argument vieler Nicht-Vegetarier dagegen besteht häufig in dem Einwand, dass das Vorhandensein einer Nahrungskette, sprich: das Fressen und Gefressen-Werden, schlicht Teil der biologischen Existenz ist. Fleischfressende Tiere töten und fressen, wenn sich die Gelegenheit für sie bietet, ohne Zögern andere Tiere oder auch Menschen. Und als Mensch muss man selbst als Veganer zumindest Pflanzen, die ja gleichfalls Lebewesen sind, töten, um selbst leben zu können. Ganz extreme Veganer, sogenannte Frutarier, reagieren auf diesen Einwand, indem sie sich ausschließlich von Früchten ernähren, idealerweise von solchen, die bereits von der Pflanze gefallen sind, so dass ihnen kein Tötungsvorwurf gemacht werden kann.

Vom medizinischen Standpunkt aus ist eine Ernährung als Frutarier allerdings nicht zu empfehlen.

Der Mensch ist dank seines Verstandes jedem Tier so überlegen, dass er keinem anderen Wesen mehr als Nahrungsquelle dient. Wie Du zur vegetarischen oder veganen Ernährung stehst, musst Du also letztlich mit Dir selbst ausmachen. Darüber einmal ausführlich nachgedacht und eine bewusste Entscheidung dafür oder dagegen getroffen zu haben, schadet jedenfalls nicht.

Tipps:

- Versuche, weniger Wurst zu essen, und wenn Du Verlangen danach hast, sollte es Wurst mit einem geringeren Fettgehalt sein, z.B. von der Pute.

- Bevorzuge fettarme Produkte und spare Fett ein, indem Du die Haut bei Geflügel weglässt und Deinen Eltern den Tipp gibst, Fettränder an Fleischstücken erst *nach* dem Braten wegzuschneiden, da sie dann kein Fett für die Pfanne benötigen.

## 2.4. Fish it up mit Omega-3

Fisch, vor allem Meeresfische, die im kalten Wasser leben (daher auch Kaltwasserfische genannt), zeichnen sich durch ihren hohen Anteil an – jetzt wird's kompliziert! – mehrfach ungesättigten Fettsäuren aus. Sie sind nämlich vor allem reich an den sogenannten Omega-3-Fettsäuren. Omega-3-Fettsäuren werden von Phytoplankton-Lebewesen im Meer produziert – das sind mikroskopisch kleine Algen, die maßgeblich für die Sauerstoffproduktion der Erde verantwortlich sind –, von Fischen als Nahrung aufgenommen und in deren Fettgewebe angereichert.

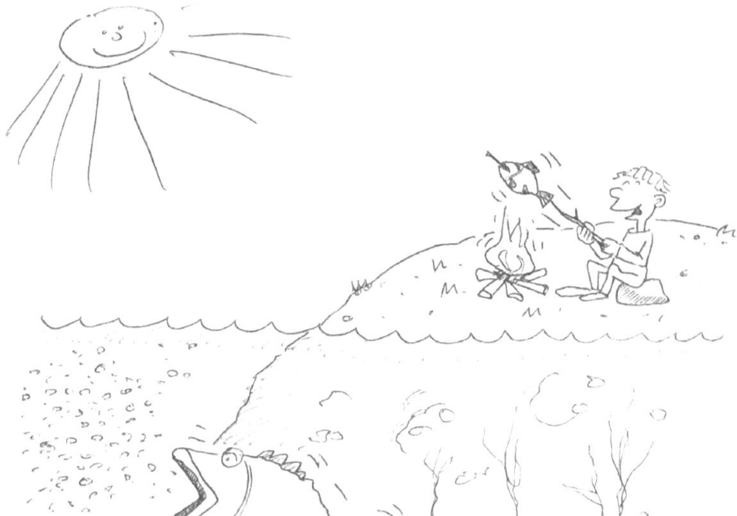

Der Grund, warum Meeres- bzw. Kaltwasserfische einen hohen Gehalt an Omega-3-Fettsäuren aufweisen, ist einfach. Denn ohne diese speziellen Fette würden Hering, Makrele & Co. in der eisigen Kälte stocksteif gefrieren. Durch Omega-3 jedoch bleiben die Tiere auch bei arktischen Temperaturen geschmeidig und beweglich. Fische unterscheiden sich teilweise beachtlich in ihrem Gehalt an Omega-3-Fettsäuren. Dabei haben:

- *einen sehr hohen Gehalt:* Thunfisch, Hering und Lachs (Salm);
- *einen mittleren* Gehalt: Makrele und Sardinen;
- *einen geringen Gehalt:* Scholle, Rotbarsch, Kabeljau/Dorsch, Karpfen, Zander, Krustentiere (Krabben, Garnelen etc.)

Beim Menschen sind die mehrfach ungesättigten Fettsäuren Bestandteile von Zellmembranen, die als Hülle bzw. äußere Begrenzung für den Zusammenhalt der Zelle wichtig sind. Außerdem sind die Omega-3-Fettsäuren besonders wichtig für das Nervensystem, für die Blutplättchen und Gefäßwandmuskeln, und sie sind auch bei der Bildung von Stoffen beteiligt, die für das Immunsystem, das uns vor Erregern schützt, notwendig sind.

Wenn Du keinen Fisch magst, solltest Du darauf achten, dass Deine Eltern hochwertige Pflanzenöle zum Kochen oder Marinieren von Salat verwenden. Diese enthalten nämlich auch viele mehrfach ungesättigte lebenswichtige Fettsäuren. Zu hochwertigen pflanzlichen Ölen gehört vor allem Rapsöl, aber auch Walnussöl, Weizenkeimöl und Sojaöl. Die höchsten Mengen an den Omega-3-Fettsäuren enthält übrigens Leinöl. Ebenfalls hochwertig ist das Olivenöl, das logischerweise aus Oliven hergestellt wird. Dieses weist jedoch im Vergleich zu den vorher erwähnten Ölen eine geringere Menge an mehrfach ungesättigten Fettsäuren auf.

Die vorteilhafte Wirkung von Omega-3-Fettsäuren auf die Gesundheit des Menschen wurde primär bei den Inuit, also den Eskimos, entdeckt.

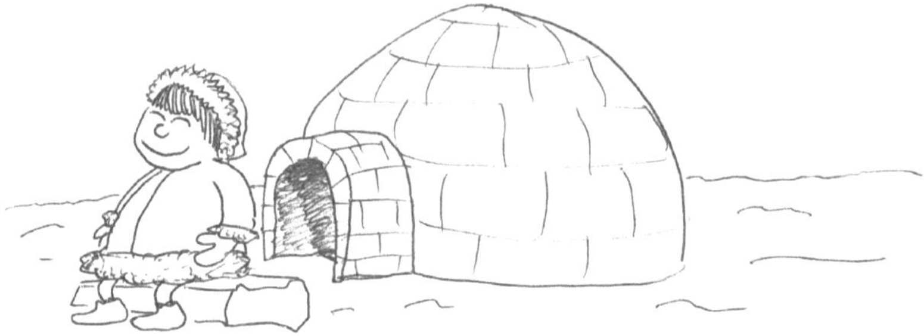

Inuit essen relativ große Mengen fette, zumeist rohe Fische. Daraus würde man zunächst ein erhöhtes Risiko für Krankheiten annehmen, die mit hohem Fettkonsum einhergehen – wie beispielsweise Herzinfarkt und Schlaganfall. Jedoch sieht man genau das Gegenteil. In wissenschaftlichen Untersuchungen konnte wiederholt gezeigt werden, dass die Anzahl von Herzerkrankungen (Herzinfarkt) bei den in Grönland lebenden Inuit deutlich niedriger ist als bei der nach westlichen Standards lebenden Bevölkerung in Skandinavien. Die seit langem bekannte Erklärung für diesen scheinbaren Widerspruch sieht als Grund hierfür die reichliche Aufnahme von Omega-3-Fettsäuren und – im Vergleich zur Lebensweise in westlichen Industrienationen – geringere Aufnahme von gesättigtem Fett.

Omega-3-Fettsäuren schützen nicht nur vor Gefäßverkalkung und Herzinfarkt. Sie scheinen auch wichtig für unser Wohlbefinden zu sein. Erklärt wird dies durch ihre Bedeutung für Aufbau und Lebensfähigkeit von Nervenzellen. Omega-3-Fettsäuren, insbesondere die sogenannte DHA (Docosahexaensäure), kommt nämlich in hohen Mengen im Gehirn vor. Daher sollten Schwangere reichlich Omega-3-Fettsäuren verzehren, damit sich das Gehirn ihrer Kinder gut entwickelt.

## 2.5. Milch und Eier für mehr Power

### *Milch*

Seit bereits fast 10 000 Jahren nimmt die Milch einen wichtigen Stellenwert in der Ernährung des Menschen ein.

Heutzutage wird die Kuhmilch kurz erhitzt, um eventuell krankmachende Keime abzutöten. *Frischmilch* (pasteurisierte Milch) wird weniger stark erhitzt als H-Milch. Daher ist sie auch weniger lang haltbar. Teilentrahmte Milch ist aufgrund des geringeren Fettgehalts günstiger als Vollmilch.

Milch ist besonders wichtig für eine ausreichende Versorgung mit Calcium. Daneben ist Milch auch ein guter Lieferant von Vitamin $B_2$ und hochwertigem Eiweiß, vor allem den sogenannten Caseinen. Aus der Milch werden zahlreiche Milchprodukte hergestellt. Dazu gehören Sahne bzw. Sauerrahmprodukte, Butter und Buttermilch, Sauermilchprodukte und Käse. Der Hauptgrund, warum Du täglich Milch und Milchprodukte verzehren solltest, ist eine ausreichende Versorgung mit Calcium. Im Körper erfüllt Calcium verschiedene Aufgaben. Eine der wichtigsten Funktionen von Calcium ist seine entscheidende Rolle für den Knochen. 99 % des Calciums befinden sich im Knochen. Damit Knochen aufgebaut werden kann, ist es ganz wichtig, dass man schon in frühen Jahren genügend Calcium mit der Nahrung zuführt. Dadurch wird nämlich die Knochenmasse dichter, der Knochen schwerer und stabiler.

Neben dem Calcium benötigt der Knochen übrigens auch ständig mechanische Reize, damit er wachsen kann und vor allem an Dichte zunimmt. Diese mechanischen Reize bekommt der Knochen nicht, wenn Du vor dem Fernseher herumlungerst, sondern wenn Du Dich bewegst. Eine ungünstige Kombination für den Knochen ist also keine oder wenig Bewegung plus keine oder wenig Milch und Milchprodukte. Erwähnenswert ist noch, dass neben dem Calcium auch genügend Vitamin D vorhanden sein muß, damit das Calcium im Darm aufgenommen werden kann. Vitamin D bildet Dein Körper selbst, dazu ist aber Sonnenlicht notwendig. Verbring also am besten auch mindestens eine halbe bis eine Stunde pro Tag an der frischen Luft, damit Du genügend Vitamin D bildest. So kannst Du zwei Fliegen mit einer Klappe schlagen: Zum einen Dich viel bewegen und zweitens genügend Vitamin D bilden. Beides ist wichtig für Deine Knochen, Muskeln und Dein Wohlbefinden. Außerdem schützt Dich genügend Bewegung auch vor Übergewicht.

### *Warum ist ein stabiler Knochen wichtig?*

Es ist logisch, dass ein stabiler Knochen wichtig ist, um das Risiko für Knochenbrüche zu senken. Vor allem ältere Menschen haben ein höheres Risiko, einen Knochenbruch zu erleiden. Im Laufe des Lebens vollzieht sich ein ständiger Auf- und Abbau von Knochensubstanz. Im Kindes- und Jugendalter überwiegt der Knochenaufbau, so dass die Knochen größer, schwerer und dichter werden. Die höchstmögliche Knochendichte wird so zwischen dem 20. und 30. Lebensjahr erreicht. Bis zum 40. Lebensjahr bleibt sie mehr oder minder konstant. Ab dann kommt es zu einem fortschreitenden Abbau der Knochenmasse. Aus diesem Grund haben ältere Menschen eine geringere Knochenmasse beziehungsweise Knochendichte. Bei vielen ist sie so gering, dass man von Osteoporose spricht. Bei Osteoporose ist der Knochen nicht mehr so stabil, und ein einmaliges Hinfallen reicht für einen Knochenbruch aus.

Du wirst es vielleicht nicht glauben, aber auch Du kannst von einem robusten Knochen profitieren. Das Risiko, einen Bruch zu erleiden, wird auch bei Dir dadurch ordentlich gesenkt. Das ergibt sich aus wissenschaftlichen Untersuchungen, aber leider wissen das nur wenige. Ich nehme an, dass auch Du Dich ab und zu bewegst. In der Schule betreiben Jugendliche ja regelmäßig Sport. In der Freizeit kommen dann Skateboard, Fußball oder auch Volleyball hinzu. Für all diese Sportarten brauchst Du stabile

Knochen. Auch Skifahren und Snowboarden belasten die Knochen. Ein Knochenbruch und ein Gips für einige Wochen können sehr unangenehm sein, das versteht sich von selbst. Frag jemanden, der einen Knochenbruch erlitten hat. Untersuchungen haben gezeigt, dass Jugendliche, die kaum Calcium zuführen, also wenig bis keine Milch trinken und keine Milchprodukte verzehren, eine deutlich geringere Knochenmasse aufweisen als diejenigen, die täglich genügend Calcium zuführen. Ganz schlecht ist es, wenn Du statt Milch und Milchprodukten ständig Cola oder auch Energy Drinks trinkst. Energy Drinks enthalten viel Koffein, und Cola zusätzlich auch reichlich Phosphorsäure. Beide scheinen ungünstige Wirkungen auf die Knochen auszuüben. Säurereiche oder säurebildende Kost kann nämlich unter Umständen Calcium aus den Knochen mobilisieren, d.h. herauslösen und damit die Knochen schwächer machen.

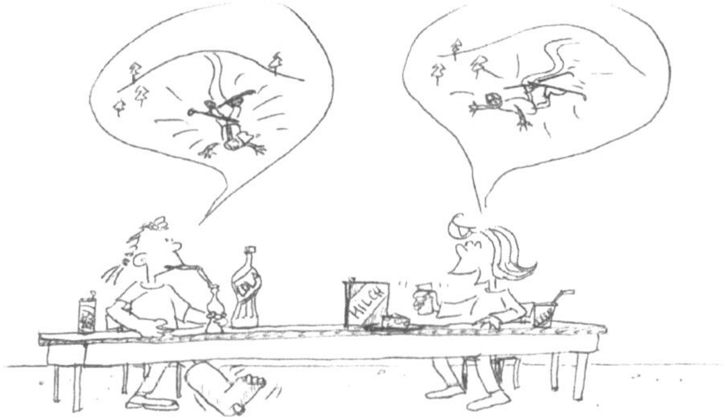


Wieviel Calcium solltest Du täglich zuführen? Empfohlen werden für Jugendliche 1.200 Milligramm pro Tag. Diese Menge ist in einem Liter Milch oder einem Kilo Joghurt oder in etwa 100-150 Gramm Käse (z.B. Emmentaler oder Gouda) enthalten. Auch gute Mineralwässer können zur Calciumversorgung beitragen (s. diesbezüglich das Kapitel *2.11. Wasser ist Leben*).

Überlege Dir einmal, ob Du täglich auf diese Menge kommst. Fettarme Milch bzw. fettarme Milchprodukte sind vorteilhafter, vor allem wenn Du ein Gewichtsproblem hast. Du kannst natürlich auch kombinieren. Beispielsweise ein Glas Milch am Morgen,

Joghurt, am besten ungezuckert mit frischen Früchten zwischendurch (oder auch als Frühstück), und ein Käsebrot mit viel Käse. Mit dieser Kombination kommst Du auch auf die empfohlene Menge.

Das Problem von Calcium ist, dass es in reichlichen Mengen nur in Milch und Milchprodukten vorkommt. Auch bestimmte Gemüsesorten wie vor allem Grünkohl, aber auch Broccoli oder Fenchel enthalten Calcium. Die Bioverfügbarkeit, also die Aufnahme im Darm, ist aus Gemüse aber schlechter als aus Milch.

*Hat Milch auch Nachteile?*
*Milch hat nicht nur Vorteile. Einige Menschen vertragen Milch nicht so gut, haben also eine sogenannte Milchzuckerunverträglichkeit. Diese äußert sich beispielsweise in Bauchschmerzen, Darmkrämpfen oder weicherem bis dünnflüssigerem Stuhl. Milchzuckerunverträglichkeit wird in der Fachsprache auch Laktoseintoleranz genannt. Laktose ist der Milchzucker, und Intoleranz bedeutet einfach, dass der Körper mit der Laktose nicht umgehen kann. Genauer bedeutet das, dass einige die Laktose nicht im Darm aufspalten können. Laktose wird nämlich über das Enzym Laktase aufgespalten, und wenn dieses fehlt bzw. nicht gut funktioniert, bleibt die Laktose im Darm zurück und macht Beschwerden. Die Fähigkeit des menschlichen Organismus, Milchzucker zu verdauen, das heißt in seine beiden Bestandteile aufzuspalten, ist genetisch bedingt. Sie variiert mit unserer Hautfarbe und mit dem Breitengrad unseres Wohnortes. Die meisten Afrikaner und Chinesen haben diese Laktoseintoleranz. Außerdem ist die Laktoseintoleranz viel häufiger bei Erwachsenen als bei Kindern und Jugendlichen. Das ist auch verständlich, weil von der Evolution bedingt Neugeborene und Säuglinge Muttermilch zum Überleben brauchen und später diese Notwendigkeit nicht mehr besteht.*
*Ein weiterer kleiner Nachteil der Milch ist ihr relativ hoher Energie-, also Kaloriengehalt. Ein Liter Vollmilch (mindestens 3,5 % Fett) hat einen Energiegehalt von etwa 650 Kilokalorien. Das entspricht etwa einem Drittel bis Viertel Deines täglichen Energieverbrauchs, wenn Du Dich wenig bewegst. Daher solltest Du, insbesondere im Falle von Übergewicht, Milch nicht unbedingt zum Durstlöschen verwendet werden. Verwende fettarme Milch! Diese enthält genauso viel Calcium, aber deutlich weniger Kalorien.*

Fazit:

- Milch und Milchprodukte sollten unbedingt auf dem täglichen Speiseplan stehen.
- Wenn Dir Milch pur nicht schmecken sollte, dann trinke einen Kakao oder iss viel Joghurt, am besten mit frischem Obst.
- Wenn Du keine Milch verträgst, probiere einmal Joghurt und Käse. Wenn Du das nicht magst oder auch nicht verträgst, solltest Du einerseits besonders viel Gemüse verzehren, aber auch Mineralwässer mit einem hohen Calciumgehalt trinken, damit Du genügend Calcium zuführst.
- Käse weist eine deutlich höhere Menge an Calcium auf als Milch.
- Fertige Fruchtjoghurts enthalten meistens viel Zucker. Besser ist es, Naturjoghurt zu nehmen und mit frischem Obst zuzubereiten. Oder den Fruchtjoghurt 1 zu 1 mit Naturjoghurt zu mischen.

### *Eier*

Hühnereier sind eines der wertvollsten Lebensmittel, die es gibt. Eier liefern wertvolle Vitamine und Mineralstoffe. Dazu lebenswichtige Eiweißbausteine. Außerdem liegen diese Proteinbausteine in einer Zusammensetzung vor, die biologisch besonders hochwertig ist, also eine hohe Qualität aufweist. Eier enthalten mit Ausnahme von Vitamin C fast alle Vitamine. Hervorzuheben sind vor allem die Vitamine A, D, E, K, Folsäure, $B_{12}$ und $B_6$, die in einer beachtlichen Menge enthalten sind. Besonders das Vitamin D ist interessant, da es außer in Meeresfischen kaum in anderen Lebensmitteln vorkommt. Vitamin D ist vor allem wichtig für die Aufnahme von Calcium aus dem Darm und für die Mineralisation des Knochens. Ohne Vitamin D wird der Knochen instabil und anfällig für Brüche. Vitamin D wird vom Körper selbst gebildet, das wurde ja bereits erwähnt. Dafür ist jedoch Sonnenlicht notwendig, das in der Haut den ersten Schritt für die Bildung dieses wichtigen Vitamins setzt. Im Spätherbst und in den Wintermonaten ist in den nördlichen Breitengraden, so auch bei uns, die Sonneneinstrahlung auf die Haut im Vergleich zum restlichen Jahr reduziert. Außerdem verbringt man gerade im Winter die meiste Zeit zu Hause. Das kann dazu führen, dass Du zu wenig Vitamin D bildest.

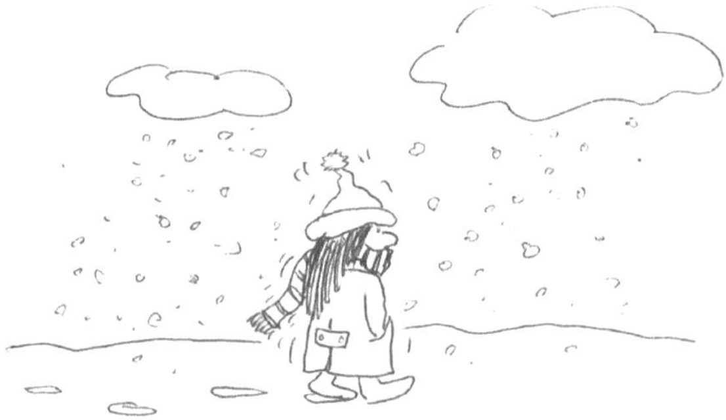

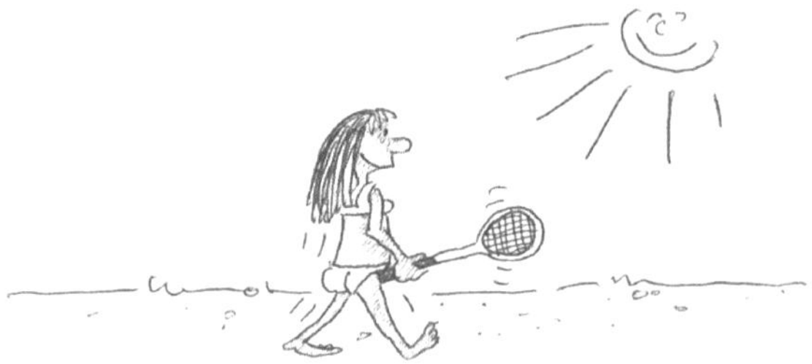

Und gerade dann ist es wichtig, Vitamin D über die Nahrung zuzuführen. Eier sind außerdem eine gute Folsäure-Quelle. Folsäure ist für die Herstellung der Erbsubstanz in den Zellen wichtig. Weiterhin ist Folsäure für die Blutbildung wichtig und hilft bei der Eliminierung der giftigen Aminosäure Homocystein. Folsäure kommt außer in Eigelb vor allem auch in Brokkoli, Spinat, Spargel, Hülsenfrüchten und Getreideprodukten aus Vollkorn (besonders in Weizenkeimen) vor. Wenn Du Dich also einigermaßen gesund ernährst, wirst Du auch ausreichend Folsäure aufnehmen.

Übrigens, die Vitamine im Ei kommen hauptsächlich im Eigelb vor.

Eier sind außerdem eine gute Quelle für verschiedene Mengenelemente und Spurenelemente mit der Ausnahme von Calcium. Neben den Vitaminen und Mineralien enthalten Eier noch das wertvolle Cholin, das für Dein Gehirn und Deine Konzentrationsfähigkeit wichtig ist. Neuere Untersuchungen haben ferner gezeigt, dass Eier bestimmte gesundheitsfördernde Stoffe enthalten, vor allem das Lutein. Diese wirken antioxidativ, eliminieren also freie Radikale (s. oben) und schützen damit beispielsweise das Auge vor Erblindung und das Erbgut vor Mutationen.

### *Haben Eier Nachteile?*

Bis vor nicht allzu langer Zeit galt das Ei als wertvolles Lebensmittel. Doch dann brachte sein extrem hoher Gehalt an Cholesterin es in Verruf. Ein hoher Cholesterinspiegel im Blut birgt nämlich die Gefahr, dass die Gefäße verkalken und damit verbunden die Sauerstoffversorgung der Organe vermindert wird. Daher haben viele Menschen Gewissensbisse, wenn sie ihr Frühstücksei verzehren. Heute ist man jedoch dem Ei gegenüber wieder toleranter geworden. Einerseits spielen viele andere Faktoren wie ein zu hohes Körpergewicht, Rauchen oder mangelnde Bewegung auch eine wichtige Rolle bei der Verstopfung der Gefäße. Andererseits reagieren nicht alle Menschen gleich auf das mit der Nahrung aufgenommene Cholesterin. Einige können kiloweise Eier essen, ohne dass ihr Cholesterinspiegel im Blut ansteigt. Bei anderen jedoch reicht ein Ei pro Tag aus.

### *Noch einige interessante Dinge zum Ei*

Wie frisch ein Hühnerei ist, kannst Du im Wasserglas testen. Nimm ein Glas Wasser und gib das Ei hinein.

- Wenn das Ei noch ganz frisch ist, geht es komplett unter und liegt flach am Boden.

- Ist es einige Tage alt, liegt es am Boden und die Spitze steht leicht nach oben.
- Wenn das Ei gerade oder fast senkrecht steht, ist es schon älter und sollte bald verbraucht werden.
- Schwimmt es an der Oberfläche, solltest Du es nicht mehr essen.

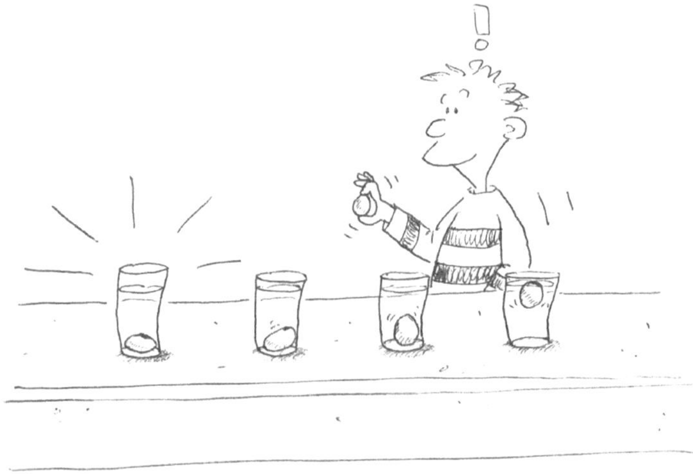

Faule Eier haben eine größere Luftkammer unter der Schale und steigen dadurch im Wasser auf

Um festzustellen, ob ein Ei bereits gekocht oder noch roh ist, leg es auf den Tisch und drehe es wie einen Kreisel. Während das rohe Ei relativ prompt zum Stehen kommt, dreht sich das gekochte Ei wesentlich länger weiter.

Noch eine letzte (fast) unlösbare Frage: Was war zuerst da – die Henne oder das Ei?

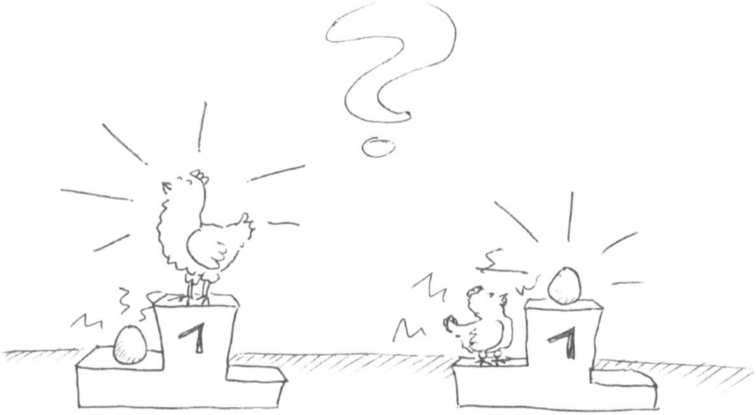

Bereits unsere Urahnen haben sich mit dieser Frage beschäftigt. »Das Huhn ist aus dem Ei geschlüpft – das Ei wurde von einem Huhn gelegt - das ist wiederum aus einem Ei geschlüpft, das seinerseits von einem Huhn stammen muss ...« Und so weiter und so fort. Durch diese kreisende Erklärung begibt man sich in eine teuflische Zwickmühle ohne Aussicht auf eine plausible Antwort! Die genaue Antwort kann niemand hundertprozentig bereitstellen, aber sie ist am ehesten über die Evolution erklärbar. Biologen meinen mit Evolution die Stammesgeschichte des Lebens von älteren, meist einfacheren bis hin zu jüngeren, meist komplexeren Lebensformen. Als Schöpfer des Evolutionsgedankens gilt Charles Darwin. Er erkannte, dass die Natur durch Auswahl der bestangepassten Tiere und Pflanzen die Weiterentwicklung der Lebewesen antreibt. Möglicherweise ist irgendwann ein nicht selbst aus einem Ei geschlüpftes Lebewesen durch Mutation auf die "Idee" gekommen, seine Kind-Zellen mit einer schützenden Hülle zu umgeben – eine Idee, die sich dann evolutionär durchsetzte. So wäre die Antwort: Die Henne (die Vor-Henne) war zuerst da.

## 2.6. Ein gutes Frühstück für einen Einser

Das Frühstück ist die erste Mahlzeit des Tages. Eine der wichtigsten Regeln, na gut sagen wir mal Empfehlungen dieses Buches ist: Geh nicht ohne zu frühstücken aus dem Haus, vor allem geh nicht ohne Frühstück aus dem Haus, wenn Du Dein Gehirn aktivieren musst und geistig gefordert wirst. Das gilt demnach, wie Du schon vermuten kannst, für alle Schülerinnen und Schüler, aber auch für berufstätige Erwachsene, also alle Menschen zwischen 6 und 66 Jahren. Warum ist das so? Wissenschaftler haben wiederholt zeigen können, dass das Frühstück wichtig für Lernprozesse und bessere Leistungen in der Schule ist. Durch ein ausreichendes Frühstück wird das Kurzgedächtnis verbessert und die Aufmerksamkeit über längere Zeit aufrechterhalten. Das bedeutet praktisch, dass Du konzentrierter während des Unterrichts bist und Dir das Wissen, das in der Schule vermittelt wird, auch besser merkst. Auch die Zusammensetzung des Frühstücks hat einen Einfluss auf die geistige Leistungsfähigkeit in der Schule. Grundsätzlich braucht unser Gehirn Glukose, also Traubenzucker, als Energielieferant. Traubenzucker führen wir vor allem als Stärke, aber auch als Haushaltszucker und freien Traubenzucker zu. Dadurch steigt der Blutzuckerspiegel an, und die Hirnzellen werden mit Glukose beliefert. Da Zucker *die* Nahrung fürs Gehirn ist, ist eine kohlenhydratreiche Speise eine optimale Wahl fürs Frühstück. Kohlenhydratreiche Speisen sind vor allem Getreideprodukte (Brot, Haferflocken, Müsli, Cornflakes etc.) und Obst. Dazu noch Milch und/oder Joghurt, Käse und Du hast ein perfektes Frühstück. Wurst und viel Butter bzw. Margarine solltest Du zum Frühstück eher meiden. Kein Frühstück und zu wenig Kohlenhydrate führen außerdem bei einer sportlichen Leistung zu Schwindel, Kraftlosigkeit und verminderter Leistung. Daher ist ein Frühstück auch bei anschließender körperlicher Tätigkeit wichtig.

Übrigens, nach einem kohlenhydratreichen Frühstück wirst Du auch erst später müde, was logischerweise auch ein Vorteil ist. Zu den sehr guten Frühstücksspeisen gehören Müsli, eine Kombination von Getreideflocken, oder auch einfach Haferflocken. Hafer oder Müsli entlassen die Glukose langsam und ständig und halten daher die Aufmerksamkeit über einen längeren Zeitraum aufrecht.

Ein weiterer Vorteil des Frühstücks ist es, dass man sich nach einem Frühstück einfach besser fühlt und besser gelaunt ist. Das konnten verschiedene Untersuchungen zeigen.

### *Was ist zu Cornflakes und Fertiggetreideprodukten zu sagen?*

Cornflakes und andere Fertiggetreideprodukte sind der Renner in den Regalen der Supermärkte. Kinder und Jugendliche fahren voll darauf ab. Zum einen schmecken sie gut. Außerdem lassen die Geschenke in den Verpackungen auch die Kinderherzen höher schlagen. Du kannst ruhig Cornflakes und Co. zum Frühstück verzehren. Das ist allemal besser als gar nicht zu frühstücken. Der Nachteil dieser Produkte ist, dass die meisten mit Zucker versetzt wurden. Daher solltest Du diejenigen mit einem höheren Vollkornanteil bevorzugen. Außerdem wäre es gut, wenn die Cornflakes nicht täglich verzehrt werden. Du kannst ja Cornflakes und Müsli-Tage in den Wochenplan einbauen. Zum Beispiel so: Vor allem am Wochenende ist mehr erlaubt, da kannst Dich ja Deinem Wunschfrühstück zuwenden, dafür greifst Du an Tagen, an denen sehr viel Konzentration verlangt wird, zum Müsli-Frühstück mit Obst. Versuche das Fertiggetreide aber immer mit extra viel Milch zu verzehren, und mische idealerweise auch Obst dazu. Du kannst auch zum Fertiggetreide Haferflocken hinzumischen. Dadurch wird Dein Frühstück richtig aufgewertet, und der Geschmack wird dadurch kaum verändert.

Aber im Zweifelsfall gilt: Frühstücke irgendetwas, aber frühstücke.

## *Und was ist zur Traubenzuckerladung vor Prüfungen zu sagen?*

Vor einiger Zeit galt Traubenzucker als schnell verfügbare Gehirnnahrung erster Wahl, und oft wird er auch heute noch vor Prüfungen gegessen. Viele Eltern glauben, dass Kinder schnelles »Energiedoping« brauchen, und geben ihnen Traubenzucker. Das kann jedoch in Abhängigkeit von der Menge und der Dauer der Prüfung auch nachteilige Wirkungen haben. Dieser schnelle Zuckerkick lässt den Blutzuckerspiegel sehr schnell ansteigen, was zunächst kurzzeitig gar nicht so schlecht ist. Durch diesen hohen Anstieg des Blutzuckers wird aber auch mehr Insulin ausgeschüttet. Das führt dazu, dass der Zuckerspiegel wieder rasch abfällt und sogar unter den Normalwert sinken kann, so dass es also paradoxerweise zu einer Unterzuckerung kommen kann. Dies wird in der Fachsprache auch Hypoglykämie oder auch einfach Hypo genannt. Ein Hypo kann die Konzentrationsfähigkeit nachteilig beeinflussen. Der beschriebene Effekt einer Unterzuckerung tritt nicht gleich nach Verzehr auf, sondern frühestens nach 45 bis 60 Minuten. Außerdem ist der Effekt auch abhängig von der verzehrten Menge, die nicht zu hoch gehalten werden sollte.

Daher vor Prüfungen, die längere Zeit dauern, nicht zu viel Traubenzucker oder stark gezuckerte Lebensmittel oder Getränke konsumieren! Besser sind da Obst und Trockenfrüchte. Traubenzucker macht vor allem bei kürzeren Prüfungen oder auch nach körperlichen Aktivitäten und bei Erschöpfung Sinn.

Fazit:

- Vollkornprodukte wie Brot und Müsli, frisches Obst sowie Milch und Milchprodukte gehören zu einem gesunden und ausgewogenen Frühstück.
- Auch Haferflocken sind ideal.
- Fertiggetreideprodukte sollten, wenn möglich, nicht täglich verzehrt werden.

- Ein ausgewogenes Frühstück mit Getränk (Wasser, ungesüßter Kräuter- oder Früchtetee), Vollkorn- und Milchprodukten sowie frischem Obst und Gemüse unterstützt Deine Konzentration, Merkfähigkeit und Leistungsfähigkeit.

## 2.7. DGE, RDA – Welche Menge ist optimal?

Falls Du zufällig dieses Buch in 30 Jahren Deinen Kindern geben solltest, werden ein paar Informationen, die ich Dir vermittelt habe, sicher überholt sein, aber das Grundwissen über gesunde Ernährung sollte erhalten bleiben. Wir leben in einer schnellen, nein, sogar ultraschnellen Zeit. Alles muss sofort und am besten gestern schon erledigt worden sein. Tagtäglich hört und liest man über neue bahnbrechende Superstudien, die neue Erkenntnisse bringen und altes Wissen wirklich alt aussehen lassen. Das Wissen der Menschheit verdoppelt sich angeblich alle 5 bis 10 Jahre, unglaublich, oder?

Auch das Wissen bezüglich Ernährung wird ständig aktualisiert, erneuert, verworfen. In regelmäßigen Abständen, so alle paar Jahre, setzen sich daher bekannte Ernährungswissenschaftler an einen Tisch und reden. Sie reden und reden, diskutieren über die Empfehlungen für eine gesunde, optimale Ernährung. Tage- bis wochenlang tauschen sie neue wissenschaftliche Erkenntnisse aus, verfassen seitenlange Gutachten und versuchen dann, endlich auf einen grünen Zweig zu kommen. Das, worauf sie sich geeinigt haben, wird dann der Öffentlichkeit präsentiert.

Weltweit gibt es verschiedene große Institutionen, die diese Empfehlungen veröffentlichen. Für Europäer interessant sind die US-amerikanischen und besonders natürlich die mitteleuropäischen Empfehlungen. Die Empfehlungen der Ernährungsgesellschaften der USA für die Nährstoffzufuhr werden auch als RDA-Werte abgekürzt. RDA bedeutet *recommended dietary allowances*, was soviel heißt wie empfohlene Werte für die Nährstoffzufuhr.

Das mitteleuropäische Gegenstück dazu sind die D-A-CH-Werte, die von den deutschen (»D«), österreichischen (»A«) und schweizerischen (»CH«) Gesellschaften für Ernährung herausgegeben werden. Die Empfehlungen, Schätz- und Richtwerte beinhalten vor allem, wie viel ein Mensch von bestimmten Nährstoffen täglich zuführen sollte, damit er optimal versorgt ist. Beispielsweise sollte die Calciumzufuhr bei Erwachsenen 1.000 Milligramm pro Tag betragen, bei Jugendlichen 1.200 Milligramm. Wird also diese Menge aufgenommen, hat man idealerweise eine optimale Zufuhr von 100 %. Auf Verpackungen von Frühstücksgetreide-Herstellern zum Beispiel steht häufig, wie viel von gewissen Nährstoffen sich in der Packung befindet. Die Nährstoffe kommen entweder natürlich in den Lebensmitteln vor oder wurden diesen zugesetzt. Wenn zum Beispiel auf einer Packung steht »Mit einer Portion nehmen sie 30 % der empfohlenen Zufuhr für Calcium auf«, bedeutet das, dass mit einer Portion 300 mg Calcium zugeführt werden, weil 30 % von 1000 mg 300 mg sind. Diese 300 mg Calcium setzen sich zusammen aus dem natürlich in dem Lebensmittel vorkommenden Calcium, dem Calcium in der Milch sowie dem eventuell bei der Herstellung zugesetzten Calcium.

Nehmen wir einmal an, Du findest auf einer Verpackung von Frühstücksgetreide die folgenden Angaben:

Nährwertinformation

| Nährwertgehalt | pro 100g | pro Portion von 30g mit 100 ml fettarmer Milch |
|---|---|---|
| Energie | 1260 kJ<br>300 kcal | 580 kJ<br>138 kcal |
| Proteine | 3,6 g | 4,5 g |
| Kohlenhydrate<br>davon Zucker<br>davon Stärke | 70 g<br>30 g<br>40 g | 26 g<br>14 g<br>12 g |
| Fett<br>davon gesättigte Fettsäuren | 0,5 g<br>0,08 g | 1,8 g<br>1,2 g |
| Ballaststoffe | 1,6 g | 0,5 g |
| Natrium | 0,4 g | 0,16 g |
| Vitamin $B_1$ | 0,9 mg (82 %)* | 0,3 mg (27 %)* |
| Vitamin $B_2$ | 1,1 mg (85 %)* | 0,51 mg (39 %)* |
| Vitamin $B_6$ | 1,4 mg (104 %)* | 0,47 mg (35 %)* |
| Folsäure | 130 µg (33 %)* | 44 µg (11 %)* |
| Vitamin $B_{12}$ | 0,70 µg (23 %)* | 0,63 µg (21 %)* |
| Eisen | 6,4 mg (51 %)* | 2 mg (16 %)* |
| Calcium | 360 mg (36 %)* | 228 mg (23 %)* |

* Prozent der empfohlenen Zufuhr

In dieser Tabelle ist angegeben, welche Menge an Nährstoffen Du zuführen würdest, wenn Du 100 Gramm des Frühstücksgetreides pur (zweite Spalte) oder eine Standardportion (30 Gramm) mit Milch verzehren würdest (dritte Spalte). Bei den Vitaminen, Eisen und Calcium ist auch in Klammern angeführt, wie viel Prozent der in den RDAs empfohlenen Zufuhr Du mit 100 Gramm pur oder einer Standardportion zuführtest. Nehmen wir mal an, Du isst genau 30 g vom Getreide in 100 Milliliter fettarmer Milch, dann führtest Du 23 % der empfohlenen Zufuhrmenge für Calcium und 16 % der empfohlenen Zufuhrmenge für Eisen zu.

Problematisch ist häufig, dass auf den Packungen nicht angegeben ist, ob die empfohlenen Zufuhrmengen auf Kinder, Jugendliche, jüngere oder ältere Erwachsene oder auf Frauen oder Männer bezogen sind. Die empfohlene Nährstoffzufuhr richtet sich nämlich auch nach dem Alter und Geschlecht. Üblicherweise wird auf die empfohlene Zufuhrmenge für eine normalgewichtige Frau im mittleren Alter hingewiesen. Vor allem Kleinkinder haben häufig einen niedrigeren Bedarf, so dass diese dann mehr als die angegebenen Prozent-Mengen aufnehmen. Dies hat jedoch in den üblichen Verzehrsmengen keinen Nachteil, ist sogar bei gewissen Nährstoffen wie Calcium von Vorteil. Die empfohlene Zufuhr für Niacin, Vitamin $B_6$ oder auch Zink ist zum Beispiel bei Erwachsenen fast doppelt so hoch wie bei Vorschulkindern. Das heißt, ein Vierjähriger würde mit einer Standardportion des Lebensmittels doppelt so viel dieser Nährstoffe zuführen wie ein Erwachsener. Das ist ja, wie bereits erwähnt, grundsätzlich nicht schlecht. Bei einigen Nährstoffen kann es aber, wenn ständig große Portionen verzehrt werden, die mit gewissen Nährstoffen besonders stark angereichert wurden, auch zu einer überhöhten Zufuhr kommen.

Worauf solltest Du noch bei dieser Tabelle achten? Interessant vor allem bei Frühstücksgetreideprodukten ist neben den vorhandenen Vitaminen und Mineralstoffen auch die Zusammensetzung der Kohlenhydrate. Dabei solltest Du darauf achtgeben, wie hoch der Gehalt an Zucker und Ballaststoffen ist. Günstig ist: Viele Ballaststoffe und wenig Zucker. Wie Du in der Tabelle sehen kannst, hat dieses Produkt einen relativ hohen Anteil an Zucker und wenig Ballaststoffe. Sei also kritisch und kontrolliere die Produkte, bevor Du sie kaufst.

## 2.8. Bonbons oder Schokolade? Beides gleich schlecht?

Fast jeder auf der Welt mag Süßes, egal, ob jung oder alt. Es gibt kaum ein Kind, das nicht ab und zu nascht. Der Grund dafür liegt auf der Hand: Süßigkeiten schmecken einfach gut und machen uns glücklich. Das ist in unserem Erbgut verankert, ist also angeboren. Mit Zucker im Mund lassen sich auch Schmerzen besser ertragen. Bereits Neugeborene reagieren mit Wohlwollen auf Süßes. Dabei gibt es jedoch auch Unterschiede zwischen den Menschen, von Naschkatzen bis zu Kindern, die nicht ständig in die Zuckerdose greifen müssen. Zu den beliebtesten Naschereien gehören neben Gummis (Weingummi) und ähnlichem auch Bonbons und vor allem Schokolade.

Süßigkeiten und Schokolade gelten unter Erwachsenen als die Ernährungssünde schlechthin und sind für viele die ungesündesten Speisen, die es auf diesem Planeten gibt. Vor 200 Jahren galten Süßigkeiten als Luxusartikel, da sie sehr teuer waren. Dieser Umstand wurde im Jahre 1816 durch E. T. A. Hoffmann in seinem Märchen »Nussknacker und Mausekönig« beschrieben. In diesem Märchen erzählt er die phantastische Reise der kleinen Marie ins Zuckerwarenland: Die Reise führte über die *Kandiswiese* vorbei am *Limonadenstrom* und *Mandelmilchsee* nach *Bonbonshausen*, wo gerade *eine Sendung aus dem Papierlande und vom Schokoladenkönig angekommen* war. Danach ging es weiter bis zur lustigen Hauptstadt *Konfektburg* mit ihrem *Marzipanschloss* und endet am Ende des Traums *puff* schließlich im Bett der kleinen Marie.

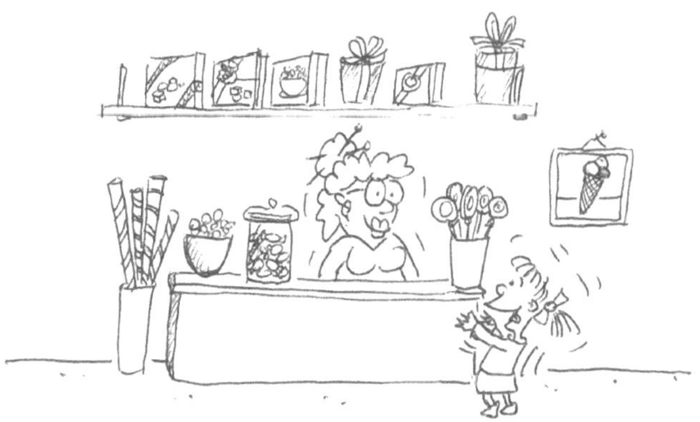

Heutzutage kann sich Bonbons & Co. nahezu jeder leisten. Fast überall werden wir mittlerweile mit Süßigkeiten bombardiert. Im Supermarkt quellen die Regale über mit Keksen und Bonbons, in

fast jedem Werbeblock im Fernsehen wird mindestens eine Süßigkeit beworben. Außerdem sind Süßigkeiten das beliebteste Mitbringsel von wohlmeinenden Nachbarn und Verwandten.
Süßigkeiten bestehen zum größten Teil aus Zucker, aber auch aus Fetten, Aromen und Farbstoffen. Als Ersatz für den Zucker werden auch Süßstoffe eingesetzt, diese haben einen geringeren Energiegehalt.

Warum fühlt man sich nach Süßigkeiten wohl und glücklich? Zucker, aber auch Bestandteile der Schokolade bewirken in unserem Gehirn eine Freisetzung von glücklich machenden Botenstoffen. Einer der bekanntesten ist Serotonin. Dieses wird wahrscheinlich nach einer Naschorgie in großen Mengen gebildet und ausgeschüttet und stimuliert die Gebiete im Gehirn, die vermehrt Lustgefühle und Zufriedenheit hervorrufen. Ähnliches bewirken auch sogenannte Endorphine, körpereigene Glückshormone, die beispielsweise nach dem Verzehr von Schokolade vermehrt ausgeschüttet werden. Außerdem werden durch Zucker weniger Stresshormone ausgeschüttet.

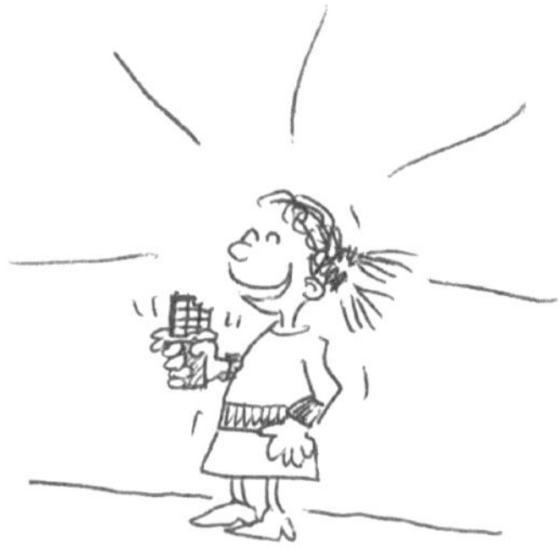

Es ist jedoch nicht nur der Zucker, der glücklich macht, sondern möglicherweise auch der gute Geschmack von Fett sowie verschiedenen Stoffen, die sich im Kakao, also in der Schokolade befinden.

## *Schokolade oder Bonbons?*

Süßes ist nicht gleich Süßes. Es gibt Süßigkeiten, die haben mehr drauf, als nur süß zu sein. Bonbons bestehen fast nur aus Zucker oder dem Zucker ähnlichen Stoffen (Zuckeraustauschstoffen), die ebenfalls süß schmecken. Diese haben den Vorteil, dass sie zahnfreundlich sind und damit nicht Karies hervorrufen. Außerdem haben diese zuckerähnlichen Substanzen weniger Kalorien als reiner Zucker und sind daher vor allem bei übergewichtigen Kindern vorteilhaft. Der Nachteil gewisser Zuckeraustauschstoffe ist, dass sie abführend wirken. Sie machen also bei hohem Verzehr einen dünnflüssigen Stuhl. Heutzutage packen noch einige Hersteller Vitamine und andere Mikronährstoffe in die Bonbons, um sie besser an den Mann zu bringen. Die Menge der Mikronährstoffe ist jedoch in den üblichen Verzehrsmengen sehr gering. Ähnlich wie Bonbons sind auch Gummis verschiedener Art nichts anderes als Gelatine mit viel Zucker bzw. Zuckersirup und künstlichen Farb- und Aromastoffen.

Im Gegensatz zu Bonbons & Co. ist Schokolade ein hauptsächlich aus natürlichen Zutaten hergestelltes Lebensmittel. Schokolade wird aus der Grundsubstanz Kakao hergestellt. Das erste Kakaogetränk mixten wahrscheinlich die Azteken vor vielen Jahrhunderten. Für die Azteken galt Kakao als berauschendes Lebensmittel und wurde als für Frauen und Kinder ungeeignet betrachtet. Im 16. Jahrhundert wurde Kakao von den spanischen Eroberern nach Europa gebracht.

Im 17. und 18. Jahrhundert wurde die Trinkschokolade sogar als Medikament eingesetzt. Sie kam vor allem bei Schwächezuständen, Unruhe und Nervosität zum Einsatz. Aus dieser Zeit stammt auch das Zitat »Schokolade ist billiger als Medikamente und man braucht nicht mal ein Rezept«. Kakao enthält viele bioaktive Substanzen, sogenannte gesundheitsfördernde Stoffe, die auch reichlich im Gemüse und Obst vorkommen. Diese wirken, wie Du bereits lesen konntest, antioxidativ und können damit freie Radikale eliminieren. Je höher die Kakaomasse in der Schokolade, desto höher auch der Gehalt an diesen Antioxidantien. Da vor allem die Bitterschokolade einen hohen Anteil schützender Antioxidantien aufweist, kann sie das Gefäßsystem vor einem Angriff mit freien Radikalen bis zu einem bestimmten Grad schützen.

Außerdem sind in der Kakaomasse stimmungsaufhellende, »puschende« Stoffe enthalten, das Theobromin und in geringeren Mengen auch Koffein. Diese können Deine Aufmerksamkeit bis zu einem bestimmten Grad verbessern. Sie wirken aber nicht so potent wie Kaffee. Aufgrund dieses puschenden Effekts der Schokolade solltest Du sie nicht gerade vor dem Schlafengehen verzehren.

Schokolade wird hergestellt, indem zuerst aus den Kakaobohnen eine Kakaomasse hergestellt wird. Diese wird dann, abhängig vom Produkt, mit Zucker, Kakaobutter und Milchprodukten (in der Regel Milchpulver) vermischt. Grundsätzlich unterscheiden kann man zwischen Bitterschokolade, auch dunkle Schokolade genannt, Milchschokolade und weißer Schokolade. Weiße Schokolade hat keine Kakaomasse und damit auch keine wertvollen Antioxidantien. Den höchsten Anteil an Kakaomasse weist dunkle Schokolade auf. Milchschokolade hat einen mittleren Anteil an Kakaomasse.

Daneben zeichnen sich Milchschokolade und Bitterschokolade vor allem durch ihren relativ hohen Gehalt an Kupfer, Zink, Eisen und Magnesium aus. Milchschokolade, aber auch weiße Schokolade, enthält zusätzlich auch Calcium.

Ein Nachteil von Bonbons und Schokolade ist, dass sie sehr viel Energie beinhalten und daher relativ schnell zu Übergewicht führen.

## *Ist Schokolade wirklich ein guter Calciumlieferant?*

Wie bereits erwähnt, enthält Schokolade Calcium. Milchschokolade wird im Fernsehen als »knochenstärkendes« Mineral beworben. Es stimmt natürlich, dass Calcium wichtig für den Knochen ist. Die schützende Wirkung des Calciums hängt natürlich auch von der zugeführten Menge ab. Wieviel Calcium ist denn wirklich in der Milchschokolade enthalten? Ein Vergleich zwischen verschiedenen calciumhaltigen Lebensmitteln zeigt uns, dass eine Portion Schokolade (50 Gramm, entspricht einem Schokoriegel) deutlich weniger Calcium liefert als eine Portion Milch (200 Milliliter) oder Joghurt (200 Gramm) oder Emmentaler Käse (30 Gramm).

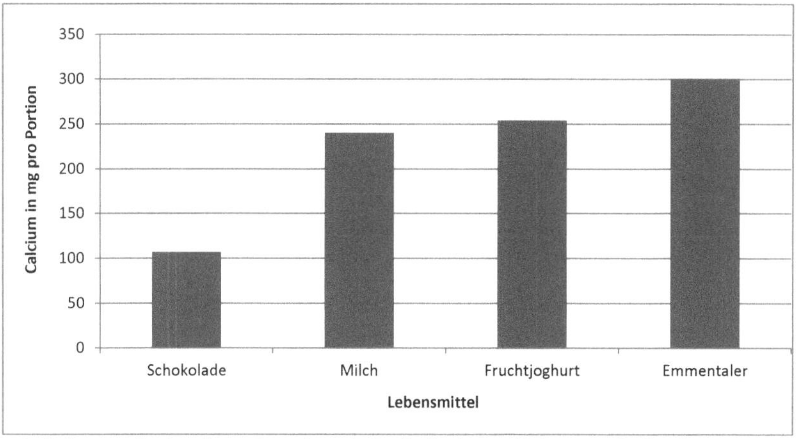


**Calciumgehalt einer Portion Schokolade, Milch, Fruchtjoghurt und Emmentaler Käse**

Du siehst also, dass der Calciumgehalt der Schokolade pro üblicher Portion im Vergleich zu dem von Milch und Milchprodukten doch deutlich geringer ausfällt.

Ein großer Nachteil von Süßigkeiten, aber vor allem der Schokolade ist, dass sie sehr viele Kalorien liefert. Eine Tafel Schokolade liefert zum Beispiel etwa 500 bis 550 Kilokalorien. Das entspricht ungefähr einem Viertel des Tagesbedarfs an Energie bei leichter körperlicher Tätigkeit.

Fazit:

- Bitterschokolade und in geringeren Mengen Milchschokolade liefert wertvolle Antioxidantien und Mikronährstoffe wie Magnesium, Eisen, Kupfer und Zink.

- Ein zu hoher Verzehr von Süßigkeiten führt schneller zu Übergewicht.
- Süßigkeiten sind schädlich für die Zähne.
- Wenn Du viel Energie über Süßigkeiten zuführst, kommen eventuell wertvolle Lebensmittel wie Vollkornprodukte, Kartoffeln und Gemüse zu kurz.
- Achtung! Viel Zucker hat sich auch in anderen Lebensmitteln versteckt, wie beispielsweise in Fruchtjoghurt oder Müsli-Riegeln. Tomatenketchup besteht sogar zu einem Viertel aus Zucker. Schwer ins Gewicht fallen auch die flüssigen Süßigkeiten: In einem halben Liter Limo stecken etwa 20 Zuckerwürfel.

Tipps zum Naschen:

- Wenn schon naschen, dann eher Schokolade als Bonbons.
- Zum Naschen eignet sich vor allem Bitterschokolade mit einem Kakaoanteil von mehr als 70 %.
- Wenn Du ein Gewichtsproblem hast, sei vorsichtig beim Naschen oder beweg Dich im Ausgleich viel!
- Nach dem Naschen gründlich die Zähne putzen
- Nach Mahlzeiten naschen, wenn Du satt bist, naschst Du auch weniger.
- Wochenration gemeinsam mit den Eltern festlegen und Tagesportion selbst einteilen.
- Keine – sagen wir mal: selten – süße Geschenke machen.
- »Versteckte« Zucker aufspüren (siehe auch Kapitel *1.4. Zucker ist nicht gleich Zucker*)

## 2.9. Fast Food = Junk-Food?

Jeder Mensch auf der Welt hat schon einmal ein Fast Food Essen verzehrt. »Fast Food« bedeutet »schnelles Essen«. Schnelles Essen wiederum heißt, dass es schnell zubereitet wird, üblicherweise innerhalb von ein paar Minuten, und dann auch schnell verzehrt wird, in der Regel gleich im Stehen oder noch schneller im Gehen. Schnelles Essen wird in der Regel in Schnellimbissen und in Fast-Food-Restaurants serviert. In Fast-Food-Restaurants besteht noch die Möglichkeit, das schnell erworbene Fast Food im Sitzen zu verspeisen. Dies geht normalerweise auch schnell über die Bühne, da das Restaurant ja vor allem aufgrund mangelnder Zeit aufgesucht wurde. Eine Ausnahme ist der Besuch von Fast-Food-Restaurants mit Kindern, die ja alle Zeit der Welt zu haben scheinen und sicher nicht das Bedürfnis, das Restaurant wieder schnell zu verlassen, bevor nicht der Magen bis zum Bersten voll ist und alle Spielmöglichkeiten maximal ausgeschöpft wurden. Bei Fast Food verzichtet man auf traditionelle Essensriten wie gemeinsam in netter Atmosphäre in Ruhe das Essen zu genießen. Der Sinn und Zweck des Fast-Food-Essens ist es, so schnell wie möglich sein Hungergefühl mit funktionellem, aber schmackhaften Essen zu befriedigen. Angeboten werden im deutschsprachigen Raum vor allem Würste jeder Art, Döner, Hamburger und vor allem auch Pommes Frites. Weltweit insbesondere verschiedene Arten von Burgern und Pommes, die in den klassischen Fast-Food-Restaurants erhältlich sind. Fast Food wird im Volksmund häufig mit Junk-Food gleichgesetzt. Junk bedeutet soviel wie Trödel, Plunder, Schund. Das Wort Junk-Food bezieht sich vor allem darauf, dass Fast Food in der Regel kaum Lebensmittel beinhaltet, die mit gesunder Ernährung in Verbindung gebracht werden, also Obst, Gemüse und Vollkornprodukte. Stattdessen sind Fast-Food-Menüs in der Regel fett-, zucker- und energiereich. Das typische Beispiel sind die fettreichen Pommes. Ich möchte aber das Fast-Food-Essen nicht verdammen. Es hat neben Nachteilen auch gute Seiten, keine Frage.

Noch eine kleine Anmerkung: Grundsätzlich sollte man natürlich das Wort »Junk« nicht unbedingt mit Essen in Verbindung bringen. Viele hungernde Menschen auf der Welt würden sich auch über »Junk-Food« riesig freuen.

## *Warum Fast-Food-Essen? - Was dafür spricht.*

Der Mensch ist nicht dazu da, sich ständig zu quälen. Unser Leben wird dominiert von dem Wort »müssen«. Dieses fürchterliche Wort bestimmt unseren Tagesablauf. In der Früh aufstehen müssen, zur Schule gehen müssen, Hausaufgaben machen müssen und was noch dazu kommt, ständig daran erinnert werden, dass man sich auch gesund ernähren sollte, auch wenn es einem nur mittelmäßig schmeckt. Das ist auf die Dauer langweilig und fordert Ausgleich und Abwechslung. Ein Ausflug zu einem Fast-Food-Restaurant gehört dazu. Das macht Spaß.

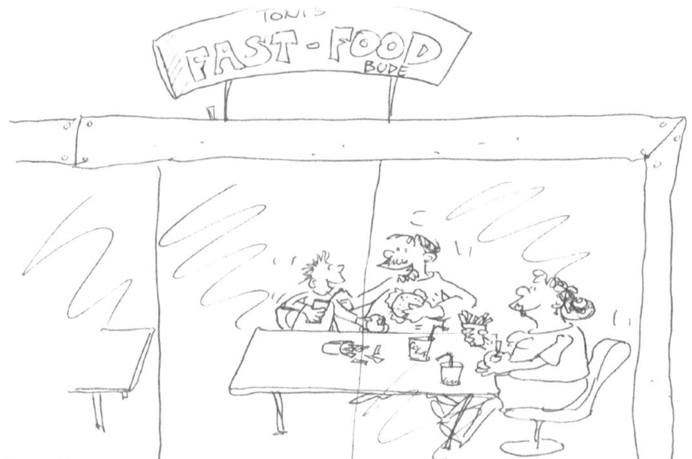


Da gibt es Hamburger, Pommes, leckeres Eis und vor allem kleine, verlockende Geschenke, die einen wie eine magische Hand ins Lokal ziehen. Außerdem entlastet das die Mutter, die ständig in der Küche stehen und kochen muss. Während der Papa mit den Kindern unterwegs ist, kann sie sich wenigstens ausruhen. Alles in allem leidet also niemand unter gelegentlichen Ausflügen zu Fast-Food-Restaurants, nur die Geldbörse wird ein wenig belastet.

Übrigens – kann man sich mit Fast Food auch gesund ernähren? Zum einen verzehrt man normalerweise Fleisch, in der

Regel Hamburger und Co. Fleisch ist vor allem aufgrund des hochwertigen Eiweißes und der gut bioverfügbaren Nährstoffe Eisen und Zink wertvoll. Außerdem bieten die meisten Fast-Food-Restaurants auch Salate an, die für viele natürlich nicht so ansprechend sind wie ein Burger, aber durch den Salat kannst Du Dein Menü ordentlich aufwerten. Dann könnte man natürlich auch, sofern im Angebot, Mineralwasser statt Limonade trinken. Außerdem kannst Du darum bitten, dass weniger Mayonnaise verwendet wird. Aber zu viele Einschränkungen soll es ja auch nicht geben. Sonst macht es irgendwann auch keinen Spaß mehr.

## *Warum kein Fast-Food-Essen? - Was dagegen spricht.*

Wie bereits erwähnt, ist der Hauptnachteil des Fast-Food-Essens sein in der Regel hoher Gehalt an Energie (Kalorien) und Fett. In Verbindung mit wenig Bewegung fördert daher häufiges Essen von Hamburgern und Pommes das Entstehen von Übergewicht. Krankhaftes Übergewicht, auch Adipositas genannt, ist zur häufigsten Erkrankung bei Kindern und Jugendlichen in Europa und den USA geworden.

Das Thema Ernährung und Übergewicht wird in diesem Buch gesondert besprochen. Nur vorweg ein Beispiel. Nehmen wir an, Du hast richtig Kohldampf und gönnst Dir ein umfangreiches Menü mit einem großen Triple-Burger, Pommes mit extra viel Ketchup, einem halben Liter Cola sowie als Nachspeise noch ein Eis mit Schokolade oder einen richtig leckeren Shake. Was glaubt ihr, wie viel Energie bzw. Kalorien das entspricht? Ihr werdet es nicht glauben, aber über dieses »Standardmenü« nehmt ihr mindestens 50 % und unter Umständen sogar bis zu 80 % eures täglichen Energiebedarfs auf. Hängt natürlich davon ab, wie schwer und groß ihr seid und wie viel ihr euch bewegt. Aber 80 % des täglichen Energiebedarfs bedeutet, dass ihr an diesem »Burgertag« kaum noch »Spielraum« für andere Speisen habt.

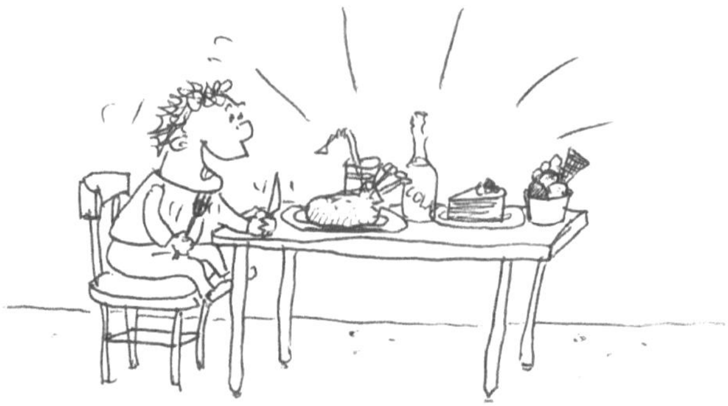

Mit dieser großen Energieladung bombardierst Du Deinen Körper aber auch mit viel Fett, hauptsächlich den schlechten gesättigten Fettsäuren und den Trans-Fettsäuren. Aber keine Sorge – für Deinen Körper sind so viel Fett und Kalorien ein Klacks, vorausgesetzt, Du belastest ihn nicht ständig damit. Dann wird er nämlich beleidigt und reagiert mit nicht besonders schönen Fetteinlagerungen unter der Haut und am Bauch, also im Klartext: mit Übergewicht. Außerdem sind die Wände Deiner Gefäße sehr empfindlich. Wenn diese ständig mit Fett umspült werden, fangen sie an, sich zu verändern, werden geschädigt und verkalken irgendwann, es kommt also zur Arteriosklerose. Das passiert schon in jungen Jahren, nicht erst bei älteren Menschen! Deine Gefäße kannst Du unter anderem mit viel Obst und Gemüse schützen. Daher lautet die Devise bei Fast-Food-Verzehr: Immer als Ausgleich und Schutz viel Obst und Gemüse essen.

Fazit:

- Fast Food hat einen hohen Anteil an Energie (Kalorien) und Fett und begünstigt daher die Entstehung von Übergewicht.
- Bei ständigem Fast–Food-Verzehr kommen wichtige Vitamine und Mineralstoffe zu kurz.
- Wenn Du Dich einigermaßen ausgewogen ernährst, ist gelegentliches Fast Food absolut kein Problem.

- An den Tagen, an denen Du Fast Food isst, versuche, bei den anderen Mahlzeiten mehr Obst und Gemüse zu verzehren.
- Eine weitere gute »Therapie«, um Fast Food auszugleichen, ist viel Bewegung!
- Versuche auch, Fast Food *not too fast*, also langsam, zu essen. Dadurch kriegst Du Deinen Appetit besser in den Griff und isst nicht zu viel.

## 2.10. Vorsicht vor zu viel Kochsalz

Kochsalz, Speisesalz oder Tafelsalz, in der Umgangssprache auch einfach »Salz« genannt, ist das in der Küche für die menschliche Ernährung verwendete Salz. Es besteht hauptsächlich aus den Mengenelementen Natrium und Chlorid. Das Speisesalz kann aus dem salzhaltigen Meerwasser durch Wasserverdunstung oder auch zum Beispiel aus dem Bergbau gewonnen werden. Salz wird vor allem zum Würzen von Speisen verwendet, die sonst eher fad schmecken würden. Daher spricht man auch nicht umsonst vom »Salz in der Suppe«. Diesen Ausspruch verwendet man, um zu zeigen, dass etwas sehr wichtig ist, in diesem Fall eben das Salz. Die positiv geladenen Natrium- und die negativ geladenen Chloridionen des Kochsalzes sind lebenswichtig für den Menschen. Sie sind maßgeblich beteiligt im Wasserhaushalt, bei der Informationsübertragung im Nervensystem, und sie spielen auch eine Rolle bei Transportvorgängen in Zellen. Dass Salz wichtig für den Organismus sein muss, erkennt man auch daran, dass es einen eigenen Geschmackssinn für salzig gibt. Wenn Salz also so wichtig ist, warum heißt es dann: »Vorsicht vor zu viel Kochsalz«? Das hängt vor allem mit der zugeführten Menge zusammen. Alles ist, in zu hohen Mengen aufgenommen, giftig für den Körper. Das gilt auch für das Speisesalz.

Unsere Vorfahren aßen über Millionen von Jahren eine Kost, die einen Kochsalzgehalt von weniger als einem Gramm pro Tag aufwies. Im Rahmen der Einführung des Ackerbaus und der

Viehwirtschaft vor etwa 10.000 Jahren wurde begonnen, der Nahrung Kochsalz hinzuzufügen. Außerdem fing man an, Salz als Konservierungsmittel vor allem für Fleisch zu verwenden. Das war ein weiterer Grund für den Anstieg des Salzverzehrs. Der Kochsalzbedarf des Menschen liegt bei 2 bis 3 Gramm pro Tag. Erwachsene in Mitteleuropa nehmen jedoch durchschnittlich zwischen 8 und 12 Gramm täglich an Kochsalz zu. Die Hauptquellen für Salz in der Nahrung sind vor allem verarbeitete Lebensmittel wie Wurst, Käse, Brot, Fertigprodukte (wie beispielsweise Fertigsuppen), Knabbereien, Snacks und Fast-Food-Essen. Das Salzen bei der Zubereitung und am Tisch macht einen geringeren Anteil an unserer Salzzufuhr aus.

*Was ist der Nachteil von zu viel Kochsalz?*
*Die Zufuhr von zu viel Kochsalz über die Nahrung wird seit vielen Jahren mit dem Auftreten von Bluthochdruck in Verbindung gebracht. Bluthochdruck bedeutet, dass der Druck, der auf die Wand der Arterien im Körper des Menschen wirkt, zu hoch ist. Die Arterien transportieren ja den Sauerstoff und die Nährstoffe vom Herzen zu den Organen. Durch den hohen Blutdruck können langfristig die Arterien geschädigt werden, und es kommt zur Arteriosklerose, also Verkalkung und Einengung der Arterien. Dies wiederum begünstigt die Entstehung von Erkrankungen des Herzens und der Gefäße, wie zum Beispiel Herzinfarkt oder Schlaganfall. Daher empfehlen Ärzte Patienten mit zu hohem Blutdruck eine kochsalzarme Ernährung, und bei vielen Patienten nützt das auch. Aber besser ist es natürlich, dass es gar nicht zum Bluthochdruck kommt. Aus diesem Grund sollten schon Kinder und Jugendliche beim Kochsalzkonsum Acht geben. Du bekommst jetzt wahrscheinlich keinen Bluthochdruck, aber bei hohem Kochsalzkonsum steigt Dein Risiko, in ein paar Jahren als Erwachsener unter Bluthochdruck zu leiden. Und das ist nicht lustig, weil Du dann täglich Medikamente schlucken musst, die vielleicht noch dazu Nebenwirkungen haben, und zusätzlich musst Du ständig Deinen Blutdruck kontrollieren – das ist mehr als lästig.*
*Ein anderer Nachteil von zu viel Kochsalz zeigt sich im Knochen. Dieser setzt dann nämlich viel Calcium frei, das in der Folge über den Harn ausgeschieden wird. Dadurch wird die Knochensubstanz in Mitleidenschaft gezogen. Eine ganz ungünstige Kombination, sich zu ernähren, ist daher viel Kochsalz plus wenig Calcium über Milch und Milchprodukte.*
*Also versuche schon jetzt, Deinen Kochsalzverzehr einzuschränken.*

Es gibt allerdings ein Problem. Wir sind leider schon zu einem Teil abhängig von viel Kochsalz. An die ständige hohe Zufuhr an Kochsalz seit unserer Kindheit haben sich nämlich unsere Geschmacksknospen schon derart gewöhnt, dass uns nicht oder wenig gesalzenes Essen erstmal kaum noch schmeckt. Aber Du wirst sehen: Wenn Du es schaffst, zwei bis drei Wochen am Tisch nicht zu salzen und weniger stark gesalzene Lebensmittel zu essen, wird sich Dein Geschmackssinn auf die neue Situation einstellen, und Du wirst dann in Zukunft nicht mehr so viel Kochsalz brauchen. *Ausprobieren* heißt die Devise.

Nur in Situationen eines hohen Kochsalzverlusts, zum Beispiel durch starkes Schwitzen oder tagelangen Durchfall, empfiehlt es sich, vorübergehend mehr Kochsalz zuzuführen.

Ein kompletter Verzicht auf Speisesalz bei der Essenszubereitung ist jedoch nicht empfehlenswert, da wir in Mitteleuropa über das Speisesalz auch Jod zuführen. Das Jod ist wichtig für die Schilddrüse, die wichtige Hormone bildet, und daher kann es bei extrem niedriger Zufuhr an Speisesalz zu einem Mangel an Jod kommen.

Die Reduktion der Kochsalzzufuhr ist nicht schwierig. Man muss erstens nur wissen, in welchen Nahrungsmitteln viel Kochsalz enthalten ist, und außerdem zweitens wenige, kleine Umstellungen bei den Eßgewohnheiten vornehmen.

Kochsalzreiche Lebensmittel sind zum Beispiel:

- Pökelwaren,
- Wurst,
- Schinken,
- bestimmte Käsesorten,
- Fertiggerichte wie Fertigsuppen,
- Salzgebäck, Chips & Co., gesalzene Nüsse,
- Tomatenketchup,
- Bismarckhering, Matjeshering,
- Lachsersatz.

Weniger bekannt ist, dass auch Brot relativ viel Kochsalz enthält. Aus diesem Grund wäre es gut, wenn in Zukunft die Bäcker den Salzgehalt ihres Brotes reduzierten. Solche Ansätze und Bestrebungen gibt es bereits. Generell wäre es sehr wichtig, dass die Lebensmittelindustrie den Salzgehalt ihrer Produkte reduziert. Das käme der Gesundheit aller Menschen extrem zu gute. Wenn alle an einem Strang ziehen, können wir es schaffen, unsere Kochsalzzufuhr in Zukunft zu reduzieren. Dann ginge auch nicht nur der Anteil der Patienten mit Herz-Kreislauferkrankungen zurück, sondern es würden auch enorme Gesundheitskosten eingespart, so dass diese Gelder dann woanders investiert werden könnten, beispielsweise in der Bildung.

Einfache Tipps zur Reduktion des Kochsalzverzehrs sind:

- Weglassen von Kochsalz bei Tisch.
- Zum Würzen Kräuter und Gewürze statt Kochsalz verwenden.
- Verzehr von frischem Obst, Gemüse, Kartoffeln und geringen Mengen an Fleisch und Wurst.
- Nicht zu häufig Fertigprodukte verzehren.

## 2.11. Wasser ist Leben: Alles, was Du über Getränke, Wasser und Durst wissen solltest

Ohne Sauerstoff und Licht ist Leben möglich, ohne Wasser jedoch undenkbar. Menschen können ohne Nahrung bis zu 50 Tage, ohne Wasser jedoch nur ein paar Tage überleben. Wasser, chemisch abgekürzt auch $H_2O$, ist eine Verbindung aus Wasserstoff und Sauerstoff. Das Wort »Wasser« leitet sich aus dem althochdeutschen Begriff »wazzar« ab, was soviel bedeutet wie »das Feuchte« bzw. das »Fließende«. Etwa 71 % der Erdoberfläche sind von Wasser bedeckt. Aus dem heraus würde man meinen, dass es keinen Mangel an Trinkwasser geben sollte. Nutzbar sind jedoch nur etwa 3 % des Wasservorkommens. Alles andere ist

Salzwasser. Von den 3 % Süßwasser sind wiederum 90 % an den Polen und Gletschern gebunden. Daraus könnt ihr erkennen, dass unsere Wasserreserven begrenzt sind. Fast 1 Milliarde Menschen auf der Welt leidet unter Wasserknappheit. Daher sollten wir alle auf unseren Wasserverbrauch Acht geben, vor allem zu Hause.

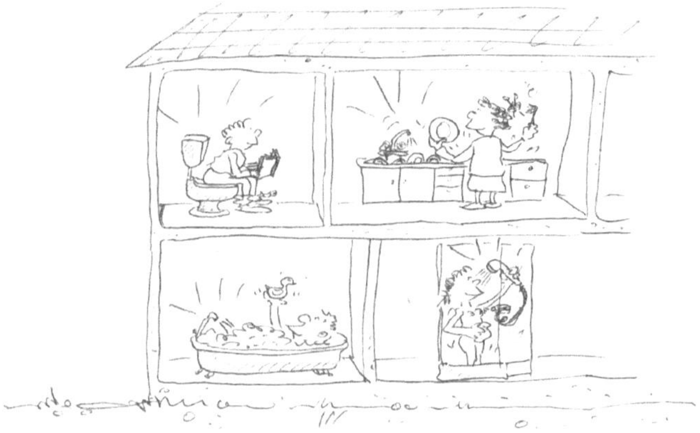

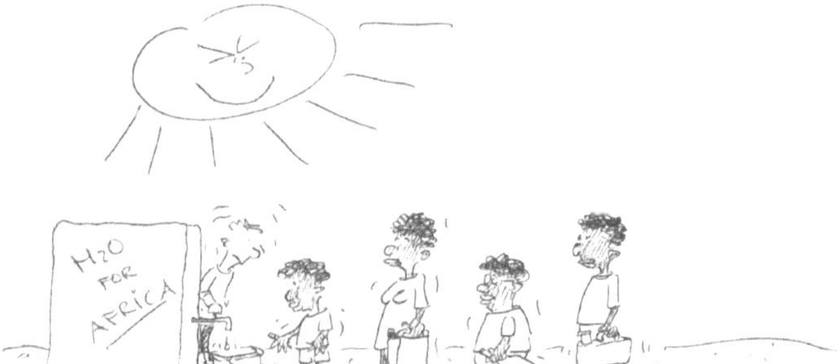


Der Mensch besteht zum überwiegenden Teil aus Wasser. Bei einem Erwachsenen bestehen im Durchschnitt 60 % des Körpergewichts aus Wasser, bei Säuglingen sind es sogar 70 %. Das bedeutet, dass ein 50 Kilogramm schwerer Junge aus 30 Kilogramm Wasser besteht (60 % von 50 Kilogramm). Das Wasser verteilt sich auf den intrazellulären Raum, das heißt, die Flüssigkeit in den

Zellen (ca. 40 % des Körpergewichts), und den extrazellulären Raum (ca. 20 % des Körpergewichts), der die Flüssigkeit, welche die Zellen umspült, und die Blutflüssigkeit einschließt.

*Wasser erfüllt im Körper verschiedene Funktionen:*

1. Es dient als Lösungsmittel für alle Nährstoffe in den Flüssigkeitsräumen des Körpers. Das bedeutet, dass ohne Wasser die Nährstoffe nicht an ihr Ziel gelangen können und die Zellen daher ohne Wasser absterben würden.
2. Wasser ist lebenswichtig für den Transport von Nährstoffen und Sauerstoff im Blut. Außerdem verflüssigt Wasser das Blut. Wenn das Blut zu dick wird, kann es nicht mehr gut fließen und verstopft. Vor Flugreisen zum Beispiel solltest Du darauf achten, dass Du und Deine Eltern genügend Wasser trinkt. Bei längerdauernden Flugreisen sitzt man unter Umständen viele Stunden lang, und die Beine bleiben ständig in abgeknickter Stellung. Das behindert bzw. verlangsamt den Blutstrom in den Beingefäßen. In Verbindung mit Flüssigkeitsmangel wird dadurch die Entstehung einer Thrombose, also eines Blutgerinnsels im Gefäß, begünstigt. Sag Deinen Eltern auch, dass sie nicht so viel Alkohol trinken sollen, da Alkohol die Harnbildung anregt und dadurch entwässernd wirkt. Durch Alkoholtrinken verschlechtert sich also die Wasserbilanz des Körpers!
3. Wasser ist für die Aufrechterhaltung des Blutvolumens und damit des Blutdrucks wichtig. Aufgrund des Blutdrucks beziehungsweise des Druckunterschiedes zwischen den einzelnen Gefäßabschnitten fließt das Blut durch unsere Gefäße. Sinkt der Blutdruck durch einen großen Mangel an Flüssigkeit zu stark ab, fließt auch weniger Blut zu den Organen und damit gelangt weniger Sauerstoff zu den Zellen. Dies kann nach großen Blutverlusten, wie beispielsweise nach Verletzungen, lebensbedrohlich werden.

4. Wasser ist wichtig für den Abtransport und die Ausscheidung von Stoffwechselendprodukten in der Niere. Stoffwechselendprodukte sind Stoffe, die der Körper nicht mehr benötigt. Besteht ein großer Flüssigkeitsmangel, werden die Nieren nicht gut durchspült und schränken ihre Funktion ein. Dadurch kann es zu einer Anreicherung von Säuren und Giften im Körper kommen.
5. Wasser ist für die Befeuchtung der Atemwege und Atemluft wichtig. Feuchte Atemwege verhindern, dass sich Erreger einnisten, und bewirken, dass diese abtransportiert werden. Auch im Winter solltest Du daher auch viel trinken, damit Deine Atemwege und die Nasenschleimhaut feucht bleiben und Du nicht krank wirst.
6. Eine zentrale Rolle spielt das Wasser bei der Wärmeabgabe. Beim Stoffwechsel entsteht ständig Wärme, die nach außen abgeführt werden muss. Zu diesem Zweck wird die Wärme über das Blut zur Körperschale - das sind die Gewebsschichten unter der Haut - transportiert. Von dort gelangt die Wärme über verschiedene Mechanismen an die Umgebung. Dazu gehören erstens Konvektion (das ist eine Form der Wärmeübertragung durch den Transport von Teilchen, die ihre kinetische Energie mitführen), zweitens Strahlung sowie drittens unmerkliche und sichtbare Wasserverdunstung (Schwitzen) an die Umgebung. Bei letzterer handelt es sich um Wasser, das durch die Haut nach außen dringt und dann verdunstet. Die Wärmeabgabe erfolgt dabei nur dann, wenn Wasser vom flüssigen in den gasförmigen Zustand übergeht. Abtropfender Schweiß, zum Beispiel bei sehr warmer Umgebungsluft und Luftfeuchtigkeit, bewirkt keine Wärmeabgabe! Bei Mangel an Körperwasser kann sich der Körper bei heißer Umgebung und körperlicher Bewegung leichter überhitzen.

## *Wie kommt es zum Durst?*

Das Austrocknen des Körpers wird auch über unser Durstgefühl verhindert. Durstgefühl wird in einem bestimmten Gebiet im Gehirn, dem *Durstzentrum*, ausgelöst, wenn das Blutvolumen bzw. der Füllungszustand der Gefäße abnimmt oder wenn die sogenannte Osmolarität des Blutes zunimmt. Unter Osmolarität versteht man die gelöste Menge an Teilchen (geladene Mineralstoffe, wie Natrium und andere Nährstoffe) pro Liter Flüssigkeit. Wenn man 9 Gramm Speisesalz in 1 Liter Wasser auflöst, erhält man eine sogenannte *isotone* Flüssigkeit. Das bedeutet, dass die gelöste Menge an Teilchen in der Flüssigkeit ungefähr derjenigen Menge entspricht, die auch in der Blutflüssigkeit vorkommt. Steigt die Osmolarität im Blut nur ein bisschen an, wird das über Nervenbahnen dem Durstzentrum im Gehirn mitgeteilt, und wir bekommen das Gefühl, durstig zu sein. Aus diesem Grund werden wir nach Verzehr einer salzigen Speise wie Chips & Co. durstig. Das aufgenommene Salz erhöht nämlich im Blut die Osmolarität und löst Durstgefühl aus.

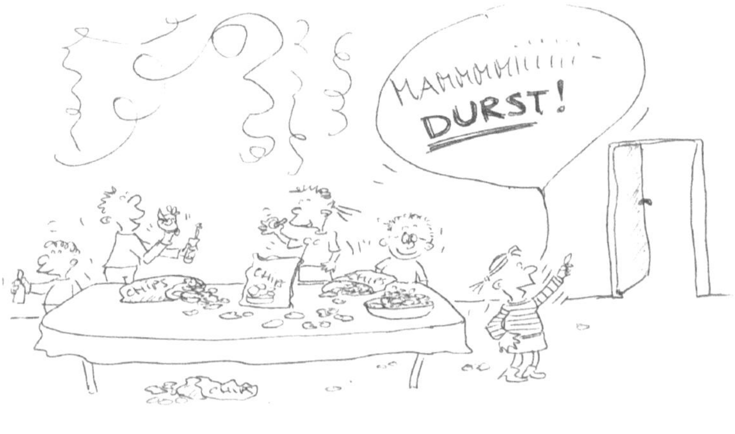

### *Wasserbilanz*

Die Wasserbilanz des Menschen (Wasserzufuhr - Wasserabgabe) wird von Tag zu Tag über verschiedene Mechanismen relativ konstant gehalten. Dadurch wird eine Austrocknung bzw. Überwässerung des Organismus verhindert. An der Steuerung des Wasserhaushaltes sind verschiedene Systeme beteiligt. Hier spielen vor allem die Nieren eine entscheidende Rolle. Wenn wir zu wenig trinken, schränken sie die Harnausscheidung ein, der Harn wird dadurch dunkler. Umgekehrt gilt: Haben wir in kurzer Zeit viel getrunken, zum Beispiel »im Schuss« einen halben Liter Leitungswasser, scheiden die Nieren die überschüssige Flüssigkeit relativ rasch wieder aus. Der Harn bekommt dann eine hellere Farbe.

Die nächste Tabelle zeigt Dir eine typische Flüssigkeits-, also Wasserbilanz eines Jugendlichen und Erwachsenen. Im linken Teil der Tabelle ist angegeben, aus welchen Quellen Wasser aufgenommen wird, und im rechten Teil siehst Du, wie viel Wasser täglich ungefähr verloren geht. Dabei bedeutet »ml/d« Milliliter (ml) pro Tag (lat. »dies«). Bei einem Erwachsenen betragen beide Mengen ungefähr 2,5 Liter, und somit wäre die Wasserbilanz ausgeglichen (2500 minus 2500 = 0). Nehmen wir aber einmal an, Du treibst an einem Tag viel Sport und schwitzt dabei sehr viel, zum Beispiel statt normalerweise ca. 100 Milliliter diesmal 1000 Milliliter. Dann wäre Deine Wasserbilanz eigentlich negativ (2500 Milliliter Aufnahme minus 3400 Milliliter Abgabe = -900 Milliliter). Um das zu verhindern, schränkt die Niere die Harnbildung ein, die Harnmenge wird geringer, und der Harn, wie schon oben erwähnt, dunkler. Wenn aber höhere Mengen an Wasser verloren gehen, können das die Nieren nicht ausgleichen, und der Körper schlittert langsam, aber sicher in einen Wassermangel, in der Fachsprache Dehydratation oder Dehydration genannt, hinein. Damit das nicht passiert, solltest Du täglich reichlich trinken!

| Aufnahme Woher (ml/d) | | Abgabe Wodurch (ml/d) | |
|---|---|---|---|
| Flüssigkeit | 1500 | Urin | 1500 |
| Feste Nahrung | 750 | Wasserverdunstung über Haut und Atemwege | 750 |
| Körpereigene Bildung | 250 | Stuhl | 150 |
| | | Schweiß | 100 |
| Gesamt | 2500 | Gesamt | 2500 |

**Ungefähre Flüssigkeitsbilanz des Menschen**

Wie Du in der Tabelle sehen kannst, verlieren wir auch täglich Wasser über die Atemwege in Form von ausgeatmeter Luft. Der Grund dafür ist, dass die eingeatmete Luft, sofern sie nicht mit Wasserdampf gesättigt ist, in der Lunge mit Wasserdampf befeuchtet wird. Als komplett befeuchtete Luft verlässt sie dann beim Ausatmen die Lunge.

## *Was sind überhaupt die Nachteile von Wassermangel im Körper?*

Bereits ein geringfügiger Wassermangel, eine sogenannte milde Dehydration, erhöht das Risiko für gewisse Krankheiten. Dazu gehören zum Beispiel Nieren- bzw. Harnsteine sowie Blutgerinnsel (Thrombosen) in den Venen. Das gilt jedoch vor allem für Erwachsene. Aber auch Kinder und Jugendliche können schon bei einem leichten Wassermangel Beschwerden bekommen. Neben einer unangenehmen Verstopfung mit hartem, knolligem Stuhl ist bei einem Flüssigkeitsmangel vor allem Deine Leistungsfähigkeit beeinträchtigt, sowohl die körperliche als auch die geistige. Das äußert sich zum Beispiel in Kopfschmerzen, Müdigkeit, verminderter Aufmerksamkeit und – so das Ergebnis einiger weniger Untersuchungen – auch in einer eingeschränkten Funktion des Kurzzeitgedächtnisses. Das kann dazu führen, dass Du Dir in der Schule den Lernstoff nicht so gut merkst. Daher solltest Du immer darauf bedacht sein, genügend zu trinken, um optimal leistungsfähig zu sein.

## *Wieviel sollte man trinken?*

Der Richtwert für die tägliche Wasserzufuhr bei gesunden Erwachsenen und Jugendlichen, so ab dem 14 bis 15. Lebensjahr, liegt bei etwa 1,5 Liter pro Tag. Bedacht werden sollte, dass wir Wasser nicht nur über Getränke zuführen, sondern auch über die Nahrung. Dabei variiert der Wassergehalt von Lebensmitteln enorm. Eine Wassermelone etwa hat einen Wassergehalt von 90 bis 95 Gramm pro 100 Gramm verzehrbarer Frucht, wohingegen er bei Nüssen zwischen 3 bis 6 Gramm Wasser liegt.

Wichtig: Dein Wasserbedarf steigt vor allem dann, wenn Du schwitzt und bei sehr trockener Umgebungsluft. Wir schwitzen immer dann, wenn überschüssige Wärme im Körper abgegeben werden muss, insbesondere bei stärkerer körperlicher Tätigkeit, also Sport, und bei einer hohen Umgebungstemperatur. Die Temperatur im Körperkern, das ist der Rumpf- und Kopfbereich, muss nämlich immer bei etwa 36,5 bis 37 Grad Celsius gehalten werden. Steigt die Körperkerntemperatur wie bei Fieber oder Überhitzung zu stark an, kann es zu deutlichen Störungen der Körperfunktionen kommen. Eine Körperkerntemperatur von über 41 bis 42 Grad Celsius führt innerhalb einiger Tage zum Tod. Schwitzen verhindert durch die Abgabe von Wärme daher eine Überwärmung des Körpers. Bei sehr trockener Umgebungsluft hingegen verlieren wir vor allem viel Wasser über die Atemluft, die ja, wie Du schon oben gelesen hast, mit Wasserdampf gesättigt werden muss.

## *Was sollte man trinken?*

Trinken sollte man vor allem ungesüßte, energiefreie (kalorienfreie) Getränke, das sind hauptsächlich Leitungswasser, Mineralwässer sowie ungesüßte Früchte- und Kräutertees. Bei Mineralwässern sind vor allem diejenigen zu empfehlen, die einen höheren Gehalt an Magnesium und Calcium, den wichtigsten Mineralstoffen in Mineralwässern, aufweisen. Sieh einmal im Supermarkt bei verschiedenen Mineralwasserflaschen nach, wie viel Calcium und Magnesium in den einzelnen Flaschen enthalten ist. Die Mengenangabe, üblicherweise in mg/l (Milligramm pro Liter), für die einzelnen Mineralstoffe findest Du auf den Etiketten der Flaschen. Vergleiche einmal ein paar! Du wirst sehen, dass es da deutliche Unterschiede im Gehalt an Calcium und Magnesium gibt. Je mehr Calcium bzw. Magnesium enthalten ist, desto besser ist es. Wenn Dir Mineralwasser pur nicht schmeckt kannst Du es ja mit ein wenig Fruchtsaft, am besten ungesüßt, verdünnen. Dann hast Du ein wirklich hochwertiges Getränk!

Vermeide so gut es geht Cola, Energy Drinks, Eistee, Limonaden & Co. Diese weisen einen sehr hohen Zuckergehalt auf, so dass reichliches Trinken dieser »Soft Drinks« die Entstehung von Übergewicht fördert bzw., wenn Du übergewichtig bist, das Abnehmen erschwert. Außerdem enthält Cola Koffein. Koffein ist ein Stoff, der die Aufmerksamkeit erhöht und die Körperfunktionen stimuliert. Neben Cola ist es reichlich in Kaffee, Energy Drinks und vor allem schwarzem Tee enthalten. Um Deinen Schlaf bzw. das Einschlafen nicht zu beeinträchtigen, solltest Du daher keine koffeinhaltigen Getränke am späten Nachmittag und Abend trinken.

### *Warum sollte man kein Meerwasser trinken?*

Nimm einmal an, ein Schiffbrüchiger landet auf einer einsamen Insel irgendwo im Pazifischen Ozean.

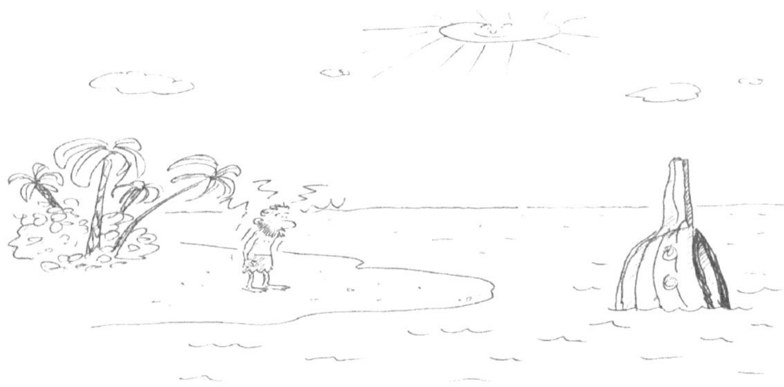

Du kennst ja wahrscheinlich die spannende Geschichte von Robinson Crusoe im Roman von Daniel Defoe, der auch Schiffbruch erleidet und jahrelang auf einer Insel lebt. Nimm nun einmal an, Robinson tränke zum Stillen seines Durstes reines Meerwasser. Was würde passieren? Meerwasser hat durch den hohen Salzanteil im Vergleich zum Blut eine deutlich höhere Osmolarität, das heißt, mehr gelöste Teilchen, vor allem Salz. Durch das Trinken von Meerwasser steigt daher zwangsläufig auch die Teilchenanzahl im Blut an. Dies wiederum stimuliert das Durstgefühl, und Robinson trinkt noch mehr Meerwasser. Was unser Robinson jedoch nicht weiß, ist, dass Meerwasser paradoxerweise zu einer Entwässerung des Organismus führt. Der Grund ist, dass die Nieren für die Ausscheidung der hohen Salzmengen, die in den Körper gelangen, sehr viel Wasser verwenden müssen. Für einen Liter Meerwasser, der getrunken wird, gehen etwa 1,5 Liter Wasser in Form von Harn verloren. Also für Robinson eindeutig ein negatives Geschäft. Er würde durch das Trinken von Meerwasser sogar schneller austrocknen!

Fazit:

- Ein guter Wassergehalt des Körpers schützt vor Krankheiten und ist die Basis für eine gute körperliche und geistige Leistungsfähigkeit.
- Trink genügend Wasser, Mineralwässer, ungesüßte Kräuter- und Früchtetees pro Tag. Bei Sport und

vermehrter körperlicher Aktivität steigt der Flüssigkeitsbedarf!

- Vertrau nicht immer auf den Durst – am besten, Trinkflasche bei Dir tragen oder in Reichweite platzieren.
- Cola und Energy Drinks sind zucker- und koffeinhaltige Genussmittel und sollten nicht regelmäßig getrunken werden.

## 2.12. Der Mensch wurde nicht zum Sitzen geschaffen – regelmäßige Bewegung ist genauso wichtig wie gesunde Ernährung!

Wir leben in einer Gesellschaft, die sich viel weniger bewegt als noch vor 100 Jahren. Die Industrialisierung, Technisierung und Modernisierung der Gesellschaft haben dazu geführt, dass viele Arbeiten durch Maschinen erledigt werden. Früher musste man sich noch um die Nahrungsbeschaffung kümmern und den Haushalt ohne technische Hilfe bewältigen. Heutzutage nehmen Auto, Waschmaschine, Staubsauger & Co. einem alles ab. Dazu kommt noch die technische Überflutung in der Freizeit. Angefangen hat es mit zwei Kanälen und wenig Programmen im Fernsehen. Dann wurden es mehr Programme, Fernseh- und Computerspiele kamen hinzu und mittlerweile gibt es die ganze Palette an elektronischem Spaß zur Bewältigung der Langweile.

### *Wozu soll man sich überhaupt bewegen?*

Durch Bewegung kannst Du sowohl etwas für Deine Psyche als auch etwas für Deinen Körper tun. Tägliche Bewegung, sei es Sport oder regelmäßige Bewegung im Alltag, schützt vor Krankheiten wie Herzinfarkt, Zuckerkrankheit (Diabetes), hohem Blutdruck und auch vor Krebserkrankungen. Sie alle steigern das Risiko, frühzeitig zu versterben. Daher solltest Du schon morgen beginnen (wenn Du das nicht sowieso schon tust), Dich regelmäßig zu bewegen, um im Alter das Entstehen dieser schlimmen Erkrankungen abzuwenden. Regelmäßige körperliche Aktivität in jungen Jahren ist, zusammen mit der Zufuhr von Calcium (s. Kapitel *2.5 Milch und Eier für mehr Power*), auch besonders wichtig für die Knochenentwicklung und Knochenfestigkeit. Das bedeutet, dass Du durch Bewegung das Beste aus Deinem Wachstum herausholst und Deine Knochen stabiler gegen Knochenbrüche machst. Außerdem stärkst Du durch regelmäßige Bewegung Dein Immunsystem. Dadurch hast Du einen besseren Schutz zum Beispiel gegen Erkältungskrankheiten. Auch nicht schlecht, oder? Regelmäßige Bewegung ist auch eine der besten Schutzmaßnahmen vor Übergewicht.

Zusätzlich profitiert aber auch Deine Psyche bzw. Dein Gehirn von regelmäßiger Bewegung. Zum einen fühlst Du Dich besser, zufriedener und stärker. Außerdem wurde in wissenschaftlichen Untersuchungen bei jüngeren Schulkindern gezeigt, dass körperliche Aktivität mit einer verbesserten Hirnleistung einhergeht. Das bedeutet, dass körperlich faule Kinder durch regelmäßige Bewegung, Sport etc. unter Umständen ihre Leistungen in der Schule verbessern könnten.

Kurz zusammengefasst: Regelmäßige, tägliche Bewegung im Kindes- oder Jugendalter hat zahlreiche Vorteile: Sie

1. schützt im Erwachsenen-Alter vor verschiedenen Krankheiten,
2. ist sehr wichtig für den Knochen und das Wachstum,
3. schützt vor Übergewicht,
4. verbessert die Immunabwehr,
5. verbessert Dein Wohlbefinden und bei trägen Kindern wahrscheinlich die Leistungen in der Schule.

# 3. Kalorien und Kilos – über Hunger, Über- und Untergewicht

Die Menschen in den Wohlstandsländern werden immer dicker und dicker. Adipositas, so wird krankhaftes Übergewicht genannt, ist bei uns zu einer der häufigsten Erkrankungen im Kindesalter geworden. Der wichtigste Grund, warum viele Menschen immer fülliger werden, ist Bewegungsarmut. Sitzen und Herumlungern sind auch unter Kindern zum Nationalsport avanciert. Ständiges Fernsehen und Computerspiele ohne körperliche Abwechslung sind Gift für den Körper. Das solltest Du wissen.

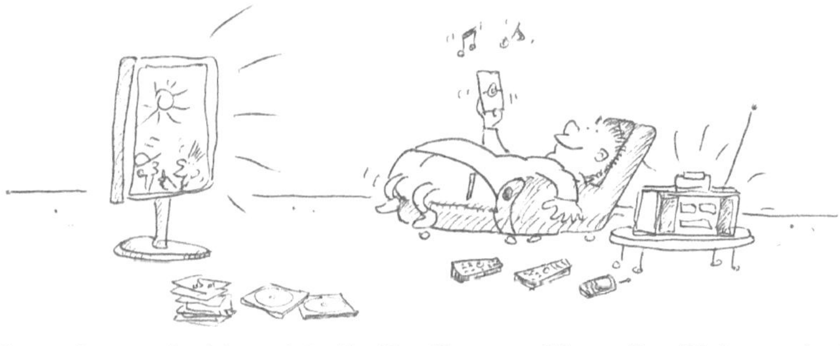

Ein weiteres Problem ist die Ernährung. Wenn Du Dich wenig bewegst, verbrauchst Du auch dementsprechend weniger Energie (Kalorien) und solltest gerade deshalb nicht kalorienreiche, ungesunde Lebensmittel verzehren. Dies wissen aber nur wenige und ernähren sich weiter mit Chips, Limonade & Co. Das begünstigt die Entstehung von Übergewicht.

In diesem Kapitel lernst Du etwas über Vorgänge im Körper, die zu Hunger oder Sättigung führen. Daneben erfährst Du wie Übergewicht definiert wird, wie es dazu kommt und was für Nachteile sich daraus ergeben. Neben dem Übergewicht sollte auch, vor allem bei Jugendlichen ans Untergewicht gedacht werden. Mädchen und immer öfter auch Jungen verfallen dem vorgegaukelten Schlankheits- und Schönheitsideal. Dies kann sehr gefährlich werden. Zum Schluss daher ein paar wichtige Worte zum Untergewicht.

## 3.1. Wann wird überhaupt von Übergewicht gesprochen?

### *Vorweg ein paar Grundlagen zum Energieverbrauch*

Der Energieverbrauch bzw. -bedarf eines Menschen setzt sich prinzipiell zusammen aus dem Grundumsatz (GU), der sogenannten nahrungsinduzierten Thermogenese und vor allem dem zusätzlichen Bedarf für körperliche Aktivität (Arbeits- bzw. Leistungsumsatz).

Unter dem Grundumsatz versteht man den minimalen Energiebedarf, den der Körper mindestens zum Funktionieren braucht. Der Grundumsatz deckt den Energiebedarf aller inneren Organe wie etwa von Herz, Leber, Nieren und Gehirn. Auch die Skelettmuskulatur, selbst wenn sie nicht aktiv ist, verbraucht Energie. Der geringste Energieverbrauch erfolgt im Fettgewebe. Aus diesem Grund haben Mädchen und Frauen, die naturbedingt einen relativ höheren Fettanteil als Männer aufweisen, einen geringeren Grundumsatz.

Auch nachdem Du etwas gegessen hast erhöht sich Dein Energieumsatz. Diese Steigerung beruht vor allem darauf, dass für Verdauung, Absorption und Transport der Nährstoffe Energie benötigt wird.

Der Energieumsatz kann mittels der Messung der Sauerstoffaufnahme (in der Einatemluft) und der Abgabe von Kohlendioxid, das im Stoffwechsel entsteht und über die Ausatemluft eliminiert wird, bestimmt werden (so genannte indirekte Kalorimetrie).

Abgeschätzt werden kann der Energieumsatz durch Verwendung von Formeln. Näherungsweise beträgt der Grundumsatz bei normalgewichtigen Personen ungefähr 1 Kilokalorie pro Kilogramm Körpergewicht pro Stunde, das heißt, bei einem 80 kg schweren Mann sind das 1920 kcal pro Tag (80 mal 24 = 1920). Zum Grundumsatz kommt noch der Mehrbedarf an Energie dazu, der durch die beruflichen und sonstigen Tätigkeiten des Alltags verbraucht wird. Dieser Umsatz wird auch Leistungsumsatz genannt. Dabei hängt der zusätzliche Energiebedarf von der Art der körperlichen Betätigung ab.

Grundsätzlich ist ein Mensch übergewichtig, wenn sein Fettanteil im Körper zu hoch ist. Nicht umsonst spricht man ja von Fettleibigkeit. Ein Muskelprotz, der kaum Fett angesetzt hat, hat zwar unter Umständen ein hohes Körpergewicht, gilt jedoch nicht als übergewichtig.

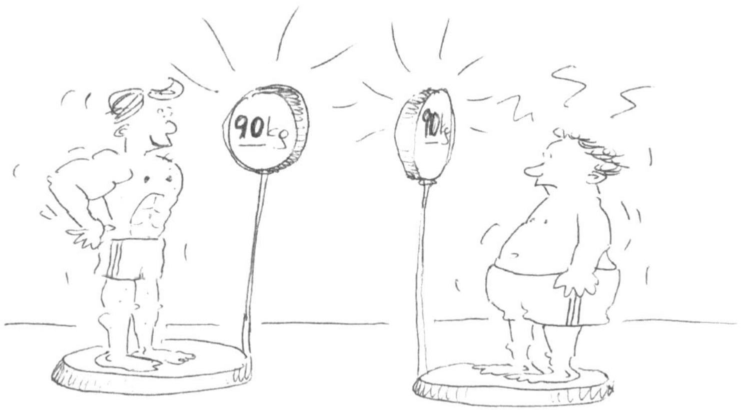


Ob Du übergewichtig bist oder nicht, kann mit Tabellen und sogenannten Diagrammen ermittelt werden. Eine relativ einfache Methode ist die Berechnung des sogenannten Body-mass-Index (BMI). Dieser berechnet sich aus dem Körpergewicht in Kilogramm, dividiert durch die Körpergröße zum Quadrat ($kg/m^2$). Ein

Beispiel:

Ein Mädchen im Alter von 12 Jahren mit einem Körpergewicht von 50 Kilogramm und einer Körpergröße von 1,58 Metern hat einen BMI von

$$50 / (1,58 \times 1,58) = 50 / 2,5 = 20$$

Bei Erwachsenen spricht man von leichtem Übergewicht bei einem BMI von über 25. Bei einem BMI über 30 liegt schweres Übergewicht vor. Diese Grenzwerte gelten nicht bei Kindern und Jugendlichen, da diese sich im Gegensatz zu Erwachsenen ständig im Wachstum befinden. Aus diesem Grund werden bei Kindern und Jugendlichen für die Bestimmung des Übergewichts sogenannte perzentile Kurven verwendet. Diese berücksichtigen Alter und Geschlecht, so dass es Kurven für Jungen und Mädchen gibt (s. *4.4. Perzentilkurven* im Anhang).

*Verwendung der Perzentile*

*Die Abbildung für Mädchen und Jungen besteht aus verschiedenen Kurven.*

*Die Kurven sind in zwei Achsen eingebettet. Die untere Achse (in der Mathematik auch als X-Achse bezeichnet) bezieht sich auf das Alter. Die senkrecht daraufstehende Achse (auch Y-Achse) gibt den BMI wieder. Nehmen wir als Beispiel das zwölfjährige Mädchen mit dem BMI von 20. Betrachte die Kurve für Mädchen. Gehe von der Zahl 12 (Alter) senkrecht hinauf bis zu dem BMI von 20. Markiere Dir diesen Punkt. Wie Du siehst liegt der Punkt bei der Kurve für das 75. Perzentil, also im normalen, grünen, Bereich. Über dem 90. Perzentil liegt Übergewicht vor. Wenn Du das 97. Perzentil, also die oberste Kurve, überschreiten solltest, bist Du deutlich übergewichtig, also adipös.*

Die Perzentilkurven sind nicht nur dazu da, Übergewicht festzustellen, sondern auch Untergewicht. Dies liegt vor, wenn der BMI unter der zehnten Perzentilkurve liegt.

Wenn Du übergewichtig bist, solltest Du wöchentlich einmal zur gleichen Tageszeit Deinen BMI ermitteln und die Werte in die Kurve eintragen. Dann kannst Du auch verfolgen, ob Du abnimmst, wenn Du gerade eine Diät versuchst. Bei deutlichem Übergewicht, aber insbesondere auch bei Untergewicht sollte die Ursache einmal vom Arzt abgeklärt werden (siehe dazu auch das Kapitel *3.5. Untergewicht ist nicht schön, sondern gefährlich*).

## 3.2. Was sind die Gründe für Übergewicht?

Zunächst einmal sollte eine familiäre Veranlagung ausgeschlossen werden. Das bedeutet im Klartext, dass, wenn Deine Eltern deutlich übergewichtig sind und Deine Großeltern vielleicht auch, dies eine genetische Ursache haben kann. Das bedeutet zum Beispiel, dass in Deinem Körper Energie (Kalorien) langsamer verbrannt wird oder dass Du zum Beispiel leichter Appetit bekommst und später satt wirst. Jedoch bedeutet eine genetische Veranlagung nicht unbedingt, dass Du von Geburt an »verdammt« bist, irgendwann übergewichtig zu werden, und absolut nichts dagegen tun kannst. Durch bewussteres Essen und mehr Bewegung man einem solchen vermeintlichen Schicksal zumeist entkommen.

**Der wichtigste Grund warum es zum Übergewicht kommt, ist eine positive Energiebilanz.**

Das bedeutet, dass mehr Energie(Kalorien) zugeführt wird, als verbraucht wird, also Gewichtszunahme, wenn Energiezufuhr – Energieverbrauch > null. Zum Beispiel: Nehmen wir an, Du nimmst jeden Tag 2000 Kilokalorien mit der Nahrung auf und verbrennst bzw. verbrauchst nur 1800 Kilokalorien. Das bedeutet: 2000- 1800 = + 200, d.h., Deine Energiebilanz ist positiv, plus 200. Wenn Deine Energiebilanz tagtäglich über längere Zeit hinweg positiv bleibt, wirst Du langsam, aber sicher zunehmen. Sind Deine Kalorienaufnahme und Dein Kalorienverbrauch über längere Zeit gleich, also zum Beispiel 2000 Kilokalorien pro Tag, dann ist die Energiebilanz ausgeglichen, und Du nimmst weder zu noch ab. 2000 - 2000 = 0. Halten sich also Kalorienzufuhr mit der Nahrung und Kalorienverbrauch des Körpers die Waage, bleibt das Körpergewicht konstant.

Wie viel Kalorien Kinder und Jugendliche täglich benötigen, hängt von verschiedenen Faktoren ab. Kinder, die sich öfters bewegen, brauchen mehr als solche, die körperlich nicht besonders aktiv sind. Jungen benötigen mehr Kalorien als Mädchen. Außerdem steigt der Kalorienbedarf bei Kindern mit dem Alter an.

## *Was begünstigt die Entstehung von Übergewicht?*

Vier Faktoren begünstigen die Entstehung von Übergewicht:

1. Verzehr von energiereichen Lebensmitteln.
2. Wenig Bewegung.
3. Schlechte Essgewohnheiten.
4. Essen aus Frust und Langeweile.

Kommen wir zunächst zum ersten Punkt.

1. Wie bereits erwähnt, erfolgt eine Gewichtszunahme, wenn die Energiebilanz positiv ist, d.h., wenn die Energiezufuhr den Energieverbrauch übersteigt. Also solltest Du, um Dein Gewicht stabil zu halten, ungefähr die Menge an Energie zuführen, die Du auch verbrauchst. Bist Du übergewichtig und willst abnehmen, solltest Du weniger Energie zuführen als Du an Energie verbrauchst, das heißt in diesem Fall sollte die Energiebilanz negativ sein.

   Hier ein Vergleich: Geh zu einem Waschbecken. Verschließe den Abfluss zu und fülle es bis zur Hälfte mit Wasser. Dann öffne den Wasserhahn und gleichzeitig einen kleinen Spalt weit den Abfluss. Wenn der Wasserspiegel gleich bleibt, bedeutet das, dass die zugeführte Menge an Wasser gleich der Menge ist, die abfließt. Dadurch bleibt der Wasserspiegel und damit der Wassergehalt im Becken konstant. Übertragen auf den Energiehaushalt, wäre das eine ausgeglichene Bilanz.

Erhöht man die Wasserzufuhr, steigt der Wasserspiegel an, die Wasserbilanz wird positiv, und das Becken füllt sich zunehmend. Umgekehrt, wenn die Wasserzufuhr gedrosselt wird, wird die Wasserbilanz negativ. In diesem Fall fließt mehr Wasser ab, als ins Becken gelangt. Ähnlich ist es auch mit der Energiebilanz. Du nimmst zu wenn Du zuviel energiereiche Lebensmittel verzehrst, also den Wasserhahn voll aufdrehst aber den Abfluss nicht komplett öffnest, also die Energie nicht verbrennen kannst, zum Beispiel durch zu wenig Bewegung.

Die wissenschaftliche korrekte Maßeinheit für Energie ist eigentlich das Kilojoule (kJ). Jedoch wird im täglichen Leben immer noch die Kilokalorie (kcal) verwendet. Ein Kilokalorie entspricht, wie Du bereits gelesen hast, ca. 4,2 Kilojoule. Den höchsten Energiegehalt unter den Nährstoffen weist Fett auf. Fett liefert 39,1 Kilojoule (9,3 Kilokalorien) pro Gramm Fett. Im Gegensatz dazu liefern Kohlenhydrate und Proteine im Mittel nur 17,2 Kilojoule (4,1 Kilokalorien) pro Gramm. Trinkalkohol liefert mit 29,8 Kilojoule (7,1 Kilokalorien) pro Gramm Alkohol ebenfalls viel Energie. Daher begünstigt eine fettreiche Kost die Entstehung von Übergewicht. Fettreiche Lebensmittel sind zum Beispiel viele Wurstsorten, wie beispielsweise Salami, aber auch Butter und Mayonnaise. Du solltest fettreiche Produkte nur in Maßen verzehren. Neben fettreichen Lebensmitteln haben auch viele Fast-Food-Produkte, Knabbereien und Süßigkeiten häufig einen hohen Energiegehalt. Die Kalorien-Tabelle am Ende des Buches zeigt den Energie- und Fettgehalt von verschiedenen Lebensmitteln, so dass Du auch nachschauen kannst, wieviel Kalorien gängige Lebensmittel aufweisen. Außerdem wäre es gut, wenn Du Deinen Eltern sagst, dass sie fettärmere Lebensmittel kaufen und sparsamer mit Fett in der Zubereitung Deiner Mahlzeiten sein sollen.

Ein Beispiel: Die Kartoffel hat fast gar kein Fett. Wenn Du jedoch aus der Kartoffel in der Friteuse Pommes frites zubereitest, saugt die Kartoffel wie ein gigantischer Schwamm das Fett auf und wird dann mit Fett überladen.

Neben Fett begünstigt auch der Verzehr von stark zuckerhaltigen Lebensmitteln, also klassische Süßigkeiten, die Entstehung von Übergewicht. Besonders gefährlich sind dabei gesüßte Limonaden.

Was auch sehr wichtig ist: Trink energiefreie Getränke! Limonaden und ähnliches sind eine versteckte Energiequelle. Viele wissen das nicht und denken auch nicht daran, wenn sie trinken. Also Trinken ist nicht gleich Trinken. In einer Dose Limonade stecken etwa 40 Gramm Zucker, das sind etwa 12 bis 15 Stück Würfelzucker. Das kann ja nicht gesund sein, und außerdem sollte jedem klar sein, dass hierin sehr viel Kalorien stecken. Außerdem solltest Du wissen, dass der allseits beliebte Eistee mit seinen immens vielen Sorten auch eine Unmenge an Zucker enthält und damit eine ordentliche Kalorienbombe darstellt!

Noch ein paar wichtige Tipps, wie man den Energiekonsum reduzieren kann:

- Fettarme Produkte bevorzugen. Diese sind häufig als fettarm deklariert. Aber Achtung: wenn man von diesen Produkten dann dafür die doppelte Menge isst, ist der Energiespareffekt wieder verpufft.
- Sag Deinen Eltern, dass sie beim Kochen und der Essenszubereitung weniger Fett verwenden sollen.
- Wurst: Einen hohen Fettgehalt weisen v.a. Dauerwurst (Salami) und Streichwurst auf. Im Gegensatz dazu haben Puten- oder Hähnchenbrustaufschnitt oder Schinken einen relativ geringen Fettgehalt.
- Weniger Butter oder Margarine auf das Brot streichen.
- Brot häufiger mit Tomaten oder Gurken belegen.

2. Bewege Dich viel. Wenn Du Dich wirklich bewegst, brauchst Du Dir über den Kaloriengehalt der Nahrung nicht sehr viel Sorgen zu machen. Ganz im Gegenteil, normalgewichtige Kinder, die sich viel bewegen, haben auch einen hohen Energiebedarf und können beim Essen richtig zulangen. Wenn Du übergewichtig bist und abnehmen willst, solltest Du natürlich, auch wenn Du Dich viel bewegst, nicht übermäßig viel essen, da unbedingt eine negative Energiebilanz notwendig ist, damit Du Deine Kilos abbauen kannst. Was Du jedoch wissen solltest, wenn du übergewichtig bist, ist, dass durch durchschnittliche Bewegung allein, also so dreimal die Woche 1 Stunde, eine effiziente Gewichtsabnahme nur schwer möglich ist. Da musst Du Dich schon mehr ins Zeug legen. Die folgende Tabelle zeigt Dir wie viel Kalorien ungefähr bei bekannten und beliebten Sportarten pro Stunde verbrannt werden. Der Kalorienverbrauch ist in der Tabelle angegeben als MET-Einheit (MET steht für metabolische Einheit, also Stoffwechseleinheit). 1 MET entspricht vereinfacht einem Energieverbrauch von etwa 1 Kilokalorie pro Kilogramm Körpergewicht pro Stunde, was ungefähr gleichzusetzen ist mit dem Energieumsatz in Ruhe.

| Aktivität | Ungefährer Energieverbrauch (in MET) |
|---|---|
| Im Sitzen sprechen und lesen | 1 bis 1,5 |
| Aktivitäten im Haushalt | 2 |
| Spazieren gehen (4,5 km/h) | 3,5 |
| Langsam Rad fahren | 5 |
| Tanzen | 6 |
| Wandern | 8 |
| Fußball, Basketball | 8,5 |
| Laufen (9 km/h) | 10 |
| Laufen (12 km/h) | 13,5 |
| Laufen (15 km/h) | 16 |

**Energieverbrauch bei verschiedenen körperlichen Tätigkeiten**

Ein Beispiel. Nehmen wir an, ein 16-jähriges Mädchen, das 60 kg schwer ist, fährt für eine Stunde langsam Fahrrad. Das heißt sie verbraucht in der einen Stunde 5 [MET] x 60 [Kilogramm] x 1 [Stunde] Energie = 300 kcal. Abziehen muss man noch den Energieumsatz, den sie ohnehin in Ruhe verbraucht, also 1 [MET] x 60 [Kilogramm] x 1 [Stunde] = 60 kcal, das heißt, für das Radfahren allein verbraucht sie 300 - 60 = 240 kcal an Energie in dieser einen Stunde. Diese Kalorienmenge entspricht ungefähr der eines Hamburgers, den man zwischendurch gegessen hat.

Bewegung unterstützt Dich beim Abnehmen und verhindert, dass Du an Gewicht zunimmst. Regelmäßige Bewegung, Sport oder andere körperliche Tätigkeiten, die Dich anstrengen und schwitzen lassen, haben auch eine Reihe von anderen Vorteilen. Sport ist ein Anreiz für Deine Knochen zu wachsen und stabiler zu werden. Du kannst daher durch regelmäßige Bewegung und Sport unter Umständen Deine Körpergröße günstig beeinflussen, und vor allem bist Du dadurch besser geschützt vor Knochenbrüchen. Zusammen mit einer calciumreichen Kost (also täglich Milch und Milchprodukte) ist das eine optimale Voraussetzung dafür, nicht ein Kandidat für einen Gipsverband zu werden. Daneben fühlst Du Dich durch Bewegung auch viel besser, als wenn Du nur auf der Couch herumlungerst. Außerdem beugt regelmäßige Bewegung auch später im Erwachsenenalter der Entstehung verschiedener Krankheiten vor.

3. Eine positive Energiebilanz und wenig Bewegung sind die Hauptgründe für das Entstehen von Übergewicht. Zusätzlich können auch schlechte Essgewohnheiten dazu beitragen. Zu diesen gehören vor allem
    a. das Auslassen des Frühstücks,
    b. Essen zu unregelmäßigen Zeiten,
    c. wenig Kauen, also hastiges Verschlingen des Essens, und

d. Essen aus Frust und Langeweile.

a. Das Frühstück zählt für viele Experten zur wichtigsten Mahlzeit des Tages. Wie Du bereits gelesen weißt, ist es nicht nur wichtig für Lernprozesse und bessere Leistungen in der Schule, sondern es hat auch einen günstigen Einfluss auf die Energiebilanz des Tages. Ein Frühstück ist nämlich sättigender als Abendmahlzeiten. Was ein vernünftiges Frühstück ist, kannst Du im Kapitel »Ein gutes Frühstück für einen Einser« lesen.

b. Regelmäßige Mahlzeiten sind ebenfalls wichtig. Sie verhindern unter anderem, dass Deine Leistungsfähigkeit und Konzentration absinkt. Durch das Auslassen von Zwischenmahlzeiten kann es unter Umständen zu einer leichten Unterzuckerung kommen, und Heißhunger kann auftreten. Wenn man dann richtig hungrig ist, wird unter Umständen falsches gegessen oder zu schnell. Beim Essen solltest Du tunlichst auch Ablenkung vermeiden, also nicht gleichzeitig fernsehen, oder am Tisch spielen oder wiederholt vom Tisch aufstehen.

c. Durch längeres Kauen wirst Du besser satt. Genaueres zur Sättigung erfährst Du im nächsten Kapitel. Außerdem kannst Du durch langsameres Essen mehr genießen, und Dein Körper kann sich von der Hektik des Alltags beruhigen. Mach doch eine Wette beim Abendessen: Wer langsamer isst und mehr kaut, gewinnt! Also, kurz gesagt: Es lebe die Langsamkeit (wenigstens beim Essen)!

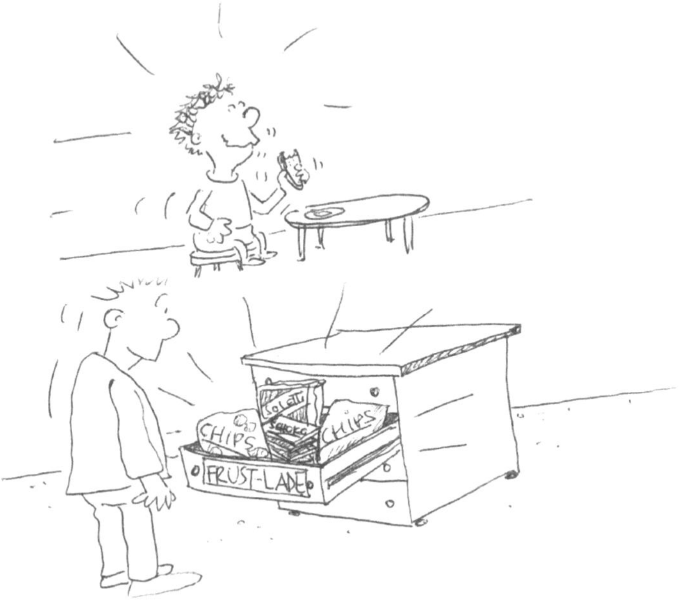


4. Iss nicht aus Frust oder Langeweile. Versuche Probleme in Deinem Leben, sei es in der Schule oder in der Familie, nicht mit Essen, vor allem nicht mit ungesunden Speisen, zu ersticken. Du magst einwenden »Leichter gesagt als getan«. Essen tröstet aber nur für kurze Zeit. Der Ärger bleibt weiter bestehen. Gegen Probleme und Frust helfen vor allem Gespräche und viel Bewegung!

   Versuche Langeweile, die bei jedem Menschen ab und zu aufkommt, mit anderen Dingen, die Dir ebenfalls Spaß machen, zu vertreiben und nicht mit Essen. Du kannst mir nicht weis machen, dass Dir nur Mampfen Spaß bereitet. Da gibt es sicher noch genug andere Dinge. Überleg Dir mal, was Du tun kannst, wenn Dir langweilig ist, fällt Dir nur Essen ein? Sicher nicht, da gibt es tausend andere Dinge, und viele sind besser, als ohne Hunger und Appetit zu haben zu essen.

   Du solltest auch bedenken, dass Nahrung als Trostspender oder Langeweilekiller langfristig in besonderem Maße die Entstehung von Übergewicht fördert.

## 3.3. Was passiert überhaupt im Körper, wenn wir satt oder hungrig sind?

Was passiert, wenn wir so satt sind, dass wir nicht mehr weiter essen können oder der Hunger uns quält? An der Steuerung von Hunger, Sättigung und Sattheit spielen verschiedene Teile des Körpers eine Rolle.

*Sättigung* ist grundsätzlich einmal ein kurzfristiger Mechanismus, der dazu führt, dass die Nahrungsaufnahme beendet wird, das heißt im Klartext: Wir hören auf zu essen. Sättigung wird vor allem durch die Dehnung der Magenwand und die Freisetzung von sogenannten Sättigungshormonen im Magen-Darm-Trakt ausgelöst. Wenn wir eine Mahlzeit verzehren, wird die Magenwand durch die ankommende Speise gedehnt. Die Dehnung bewirkt eine Aktivierung von Nervenzellen, die das Gehirn, im Speziellen die Hunger-/Sättigungszentren im sogenannten Hypothalamus, über die Magendehnung informieren. Außerdem kommt die Nahrung im Rahmen der Verdauung in Kontakt mit der Schleimhaut des Darms. Durch diesen Reiz werden von speziellen Zellen im Darmepithel Sättigungshormone ins Darmblut abgegeben. Wie Du schon weißt tragen Hormone Informationen von einem Ort im Körper zu einem anderen. Die Informationen der Sättigungshormone über die Verdauung der Nahrung im Darm werden ebenfalls in den Hypothalamus übertragen. Wenn wir genug gegessen haben, wird der Magen dementsprechend ordentlich gedehnt, und es werden in reichlichen Mengen Sättigungshormone freigesetzt. Beides stimuliert das Sättigungszentrum im Hypothalamus und ruft bei uns das Gefühl der Sättigung hervor. Die Stimulation des Sättigungszentrums erfolgt wiederum durch Freisetzung von Sättigung hervorrufenden Botenstoffen im Gehirn. Wenn jetzt lange nichts gegessen wurde, kommt es zu einer Erregung des Hungerzentrums, auch in diesem Fall durch eigene Botenstoffe, so dass wir Appetit bekommen und uns auf Nahrungssuche begeben.

Die Kenntnisse über die Mechanismen von Hunger und Sättigung sind zum Beispiel wichtig für die Behandlung des Übergewichts. Ein Ansatzpunkt in der Therapie des deutlichen Übergewichts besteht nämlich darin, das Hungergefühl medikamentös zu unterdrücken bzw. das Sättigungs-/Sattheitsgefühl zu verstärken. Das führt zwangsläufig zu einer verminderten Energiezufuhr und damit langfristig zum Gewichtsverlust. Jedoch sind auch andere, nicht-medikamentöse Möglichkeiten vorhanden, um beispielsweise das Sättigungsgefühl zu verstärken. Dies kann etwa durch das Verzehren von eiweißreichen Speisen erfolgen. Eiweiß bzw. Protein ist unter den Makronährstoffen am sättigendsten. Das ist ein Grund warum zum Beispiel nicht gesüßte Milch- und Milchprodukte, die einen relativ hohen Anteil an Protein aufweisen, unterstützend beim Abnehmen wirken.

Jedoch spielen Faktoren im Mund, wie die Berührung der Mundschleimhaut durch die Nahrung sowie der Geschmack und der Geruch ebenfalls eine wichtige Rolle bei der Sättigung. Wissenschaftliche Untersuchungen konnten zum Beispiel zeigen, dass durch längeres Kauen (s. oben) und langsameres Essen ein stärkeres Sättigungsgefühl ausgelöst wird, als das der Fall ist, wenn zerkleinerte Speisen unter Umgehung des Mundes durch einen dünnen Schlauch direkt in den Magen geleitet werden.

Diese Ergebnisse sind ein bemerkenswerter Hinweis dafür, dass nur durch die Stimulation der Sinneszellen im Mund (Geschmacksreize und mechanische Reizung) ein Sättigungsgefühl ausgelöst werden kann. Die Gründe für diese Beobachtung sind noch spekulativ, denkbar ist allerdings eine direkte Aktivierung der Sattheitszentren im Gehirn oder eine durch Nervenreize hervorgerufene Freisetzung von Sättigungshormonen im Magen-Darm-Trakt.

Zusammenfassend kann man Übergewichtigen raten, durch langsameres Essen und längeres Kauen dafür zu sorgen, dass sich früher ein Sattheitsgefühl einstellt und sie so kleinere Portionen essen und damit weniger Kalorien zuführen

Wichtig ist noch, dass man beim Abnehmen versuchen sollte, so wenig wie möglich in Versuchung zukommen. Nur durch den Anblick oder auch durch den angenehmen Geruch einer Speise bekommen viele Übergewichtige nämlich Appetit. Sie geraten außer Kontrolle und wollen dann richtig zulangen. Daher sollten, wenn man abnehmen will, zu Hause keine großen Essens- und Naschvorräte gelagert werden, schon gar nicht offen sichtbar. Wenn Du ungesunde Speisen zu Hause hast, bewahre diese, soweit es geht, so auf, dass Du sie nicht ständig siehst.

*Was ist zum Fernsehen zu sagen?*

Fernsehen ist eine der passivsten und trägsten Tätigkeiten, die man machen kann. Sogar beim Spielen von Computerspielen verbraucht man durch Armmuskelbewegungen mehr Energie. Nur Schlafen und Herumdösen ist noch passiver als Fernsehen.

Bereits in den 90er Jahren des 20. Jahrhunderts wurde erstmals in den USA der dickmachende Einfluss von Fernsehen auf Kinder und Jugendliche beschrieben. Dabei konnte gezeigt werden, dass Kinder, die täglich mehr fernsehen, dicker sind als ihre Altersgenossen, die sich weniger vor der Flimmerkiste aufhalten. Dieser Zusammenhang zwischen Übergewicht und Fernsehen bei Kindern und Jugendlichen wurde mittlerweile in verschiedenen Ländern bestätigt. Außerdem nimmt man beim Fernsehen auch mehr Energie (Kalorien) auf als bei anderen Tätigkeiten. Beides, das heißt, absolut keine Bewegung und viele Kalorien, ist tödlich hinsichtlich der Gewichtszunahme.

## 3.4. Eine gewichtige Wette

Was sind überhaupt die Nachteile des Übergewichts. Warum ist es so schlecht, dick zu sein? Warum wollen viele Erwachsene abnehmen? Um diese Fragen zu beantworten will ich Dir eine Geschichte erzählen. Es geht um eine Wette zwischen zwei Freunden. Eine Wette, die jedoch keiner machen sollte. Das wäre wirklich unklug.

Tim und Tom sind 13 Jahre alt und dicke Freunde, das heißt, eigentlich waren sie zu Beginn dieser Geschichte gar nicht dick, sondern nur sehr gute Freunde, die viel miteinander unternahmen. Heute Nachmittag zum Beispiel lungerten sie auf einem Spielplatz herum, und während sie sich zu Tode langweilten, verdrückten die beiden Schüler eine Megapackung Chips.

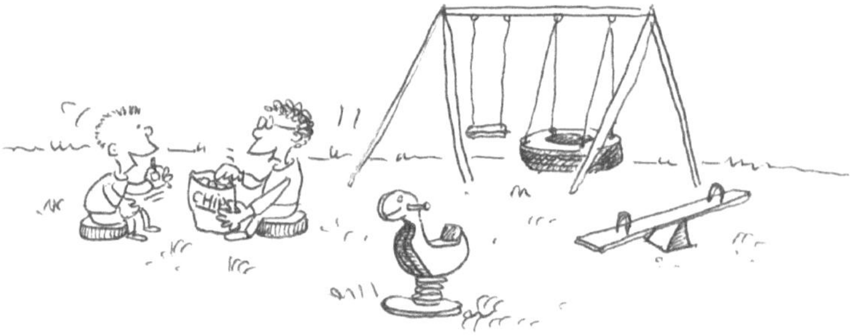


»Hey Tom, mir ist stinklangweilig«, sprach Tim herzhaft Chips essend.

»Mir geht es genauso, absolut tote Hose heute«, antwortete Tom, während er kleine Kieselsteine vor sich hin warf.

»Wir sollten unbedingt was gegen diese öden Nachmittage tun«, ergänzte Tom.

»Gute Idee, aber nicht den üblichen Kram, etwas Neues muss her«, bemerkte Tim.

»Ja, irgendwas Cooles, nicht immer das gleiche fade Programm.« Tom war der gleichen Meinung.

»OK. Was schlägst du vor?«, fragte ihn Tim. Tim war der Fleißigere der beiden. Ihm fiel das Lernen nicht besonders schwer. In der Schule war er daher einer der Besten, und er hatte Spaß am Lesen und Rechnen. Für Tom galt eher die Devise *Weniger ist Mehr*. Er war nicht dumm, aber unendlich faul. Er wurstelte sich irgendwie durch die Schule und das Leben, ohne sich allzu sehr anzustrengen. Dabei ging es ihm eigentlich ganz gut, das sagte er wenigstens. Die Leidtragenden waren seine Eltern und die Lehrerin, die nicht gerade glücklich über seine mäßige Performance in der Klasse waren. Sich selbst bezeichnete Tom als »jungen Lebenskünstler«. Um sein Leben ein wenig lustiger und abwechslungsreicher zu gestalten, hatte er immer wieder gute, ausgefallene Ideen. Vielleicht fiel ihm heute auch etwas ein.

»Wie wäre es mit einer Wette?« fragte Tom.

»Wette? Hm, klingt gut, so wie ›Wer schafft mehr Liegestützen oder Klimmzüge?‹ Wie wär's?« Tim grinste, wohl wissend, dass er diesbezüglich Tom überlegen war.

»Ach Quatsch, nicht so etwas Banales. Außerdem bist Du stärker als ich und würdest mich locker schlagen!« Tom wollte sich nicht auf sportlicher Ebene mit Tim messen. Er wusste, dass er keine Chance hatte. Außerdem fand er die Idee einfach kindisch und nicht eines Toms würdig.

»Was denn sonst?«

»Warte kurz, mir fällt schon etwas ein!« Tom überlegte konzentriert.

»Hm, nein, irgendetwas, was es bisher noch nicht gab«, murmelte er vor sich hin.

»Wie wär's mit ›Wer kann ein Buch schneller lesen?‹?«, schlug Tim vor. Auch diesmal war ihm klar, dass sein fauler Freund diese Wette wahrscheinlich verlieren würde. Tom schüttelte ablehnend den Kopf. Beide dachten angestrengt nach.

»Ich hab's«, strahlte Tom. »Wir haben uns doch im letzten Leistungskurs intensiv mit Ernährung und Übergewicht beschäftigt.«

»Ja und?« Tim wusste nicht, worauf Tom hinaus wollte.

»Na ja, Herr Streber, Du kannst Dich sicher noch erinnern, dass uns die Lehrerin etwas über die Schattenseiten des Übergewichts erzählt hat.«

»Ja, genau. Immer mehr Menschen bei uns sind übergewichtig beziehungsweise sogar fettleibig, Tendenz zunehmend. Die Dicken haben ein höheres Risiko für verschiedene Krankheiten, wie zum Beispiel Arterienverkalkung.«

»Gut aufgepasst, Herr Kollege«, lobte Tom, und Tim fühlte sich geschmeichelt.

»Ja, wir haben ja auch ein paar übergewichtige Freunde, und wir haben doch gelernt, dass sich dicke Menschen neben den körperlichen Problemen häufig auch nicht wohl in ihrer Haut fühlen«.

»Genau, die sollen doch oft unter Schuldgefühlen und Minderwertigkeitskomplexen leiden.«

»Kein Wunder, die werden auch ständig gehänselt und verarscht.«

»Vor allem Manni und seine Clique haben es auf die dickeren Mitschüler abgesehen.«

»Eine richtige Schweinerei ist das.«

»Okay, aber was hat das jetzt alles mit der Wette zu tun?« Tim war neugierig.

»Vielleicht wird es bald mehr Übergewichtige als Menschen mit normalem Körpergewicht geben. Möglicherweise werden dann die Dünnen von den Dicken gehänselt, wer weiß. Mich interessiert auf jeden Fall wie das wirklich so ist, wenn man dick ist. Vielleicht geht es einem ja gar nicht so schlecht, wie behauptet wird?«

»Tom, was redest Du da für einen Unsinn? Außerdem, spann mich nicht länger auf die Folter, was planst Du überhaupt?«

»Na gut, ich wette hiermit, dass ich in drei Monaten mehr Gewicht zunehmen kann als Du!« Tim schluckte.

»Was?« Er konnte nicht glauben, welche Wette ihm Tom gerade angeboten hatte.

»Klar, das ist eine coole Wette. Und außerdem erfahren wir dabei etwas über ungesunde Ernährung und die Nachteile oder auch vielleicht Vorteile des Übergewichts. Also, bist Du dabei?« Tim zögerte.

»Außerdem können wir dann wirklich eine Zeitlang richtig leckeren Schrott essen, komm schon, schlag ein!« Tom versuchte Tim zu überzeugen. Dieser wusste nicht so recht, ob er zusagen sollte. Tim war ein vernünftiger Bursche, dem die ganze Sache doch sehr komisch vorkam.

»Oder hast Du vielleicht Schiß?« Jetzt hatte Tom Tims wunden Punkt getroffen. Ein Feigling wollte Tim nicht sein, wie die meisten Jungen auch.

»Hey, Schiß? Natürlich nicht!«, log Tim, dem die Wette nicht gerade angenehm und lustig erschien.

»Also, dann gilt sie?«, hakte Tom nach

»Meinetwegen, aber ab wann?«

»Ich würde sagen ab jetzt, und was hältst Du von 3 Monaten?«

»Ist OK, und wie gehen wir vor?«

Tom überlegte.

»Ein Problem ist, dass wir als Kinder schon wegen des Körperwachstums an Gewicht zunehmen. Das sollten wir natürlich berücksichtigen.«

»Stimmt. Aber die Lehrerin meinte, dass es da Wachstumskurven gibt, bei denen man ablesen kann, ob die Körpergröße, beziehungsweise das Körpergewicht, im Normalbereich liegt.«

»Genau, genau, ich kann mich erinnern. Gute Idee, also folgender Vorschlag: Wir messen zu Beginn und am Ende der Wette unser Körpergewicht und unsere Größe. Dann berechnen wir den – wie heißt das noch? «

»BMI?«

»Genau, BMI. Dann schauen wir in den Kurven nach, bei welchem Perzentil wir uns befinden.«

»OK, und außerdem haben wir beide ja eine ähnliche Körpergröße und ähnliches Körpergewicht. Da können wir doch einfach schauen, wer am meisten zugenommen hat. Warum etwas unnötig kompliziert machen.«

»Na komm, ein wenig seriös sollte die ganze Geschichte schon sein.«

Tim und Tom besiegelten ihre Wette per Handschlag. Dann gingen sie nach Hause, um sich zu überlegen, wie sie am schnellsten Gewicht zunehmen könnten. Zu Hause angekommen legte sich der faule Tom auf die Couch und schaltete die Glotze ein. Viele

Gedanken wollte er sich nicht machen. Er freute sich auf eine Zeit voller Nichtstun und Fast-Food. Wie er in der Schule mitbekommen hatte, sind die wichtigsten Gründe für Übergewicht eine positive Energiebilanz, also mehr Energie zuführen als verbrennen, sowie wenig Bewegung. »Das wird mir nicht besonders schwer fallen, die halbe Miete ist durch meine Faulheit abgedeckt«, dachte er beruhigt, während er durch die Fernsehkanäle zappte.

Im Gegensatz zu Tom war Tim ehrgeizig und konnte auch schlecht verlieren. Daher überlegte er sich einen Schlachtplan, wie er am wirksamsten in den drei Monaten zunehmen konnte. »Zunächst einmal lass ich mich von einem Experten beraten«, dachte er. »Danach schauen wir weiter.« Über seine Lehrerin bekam er die Adresse eines Ernährungsexperten von der Universität, den Tim mit Tom, der eigentlich keine Lust hatte, am nächsten Tag in seinem Büro besuchte. Tim erzählte dem Experten sein Vorhaben und Tom hörte mit verschränkten Armen gelangweilt zu.

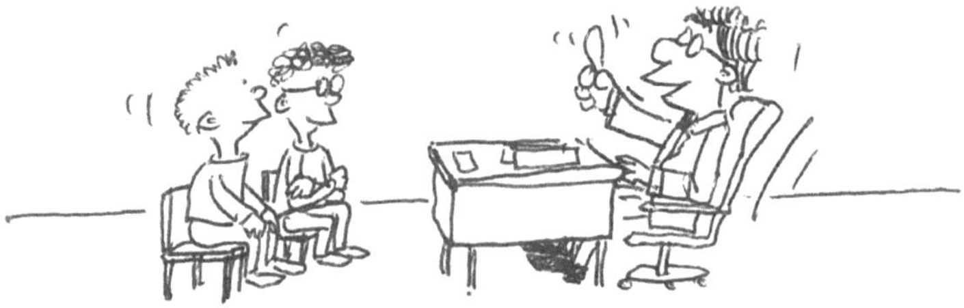

»Also, was ihr da vorhabt, ist wohl die ungewöhnlichste und ungesündeste Wette, die man machen kann«, bemerkte der Experte kritisch. »Ich kann euch beiden von dieser dummen Wette wirklich nur abraten.«

»Abgemacht ist abgemacht. Haben Sie nie etwas Dummes in Ihrer Kindheit gemacht?« fragte Tim enttäuscht. »Außerdem werden wir die Sache so oder so durchziehen, auch ohne sie!«
Der Experte fing an zu überlegen.

»Nur ein paar Tipps, bitte. Kommen Sie schon«, bat ihn Tim erneut.

»Also gut, aber noch einmal – ich muss euch davon abraten, das ist meine Pflicht, aber sei es drum. Du möchtest von mir nicht einen ›Diät-‹, sondern einen Fressplan, oder?«
Tim lächelte.

»OK, hast Du schon mal etwas über Ernährung und Übergewicht gehört?« Tim erzählte dem Experten alles, was er in der Schule gelernt hatte.

»Na schön, Du hast da Einiges gelernt. Dann brauche ich Dir gar nichts über die Grundlagen der Ernährung zu erzählen. Also kommen wir gleich zu dem, was Du machen kannst, um schnell zuzunehmen und damit die Wette zu gewinnen.«
Tim war neugierig.

»Ich gebe normalerweise übergewichtigen Menschen Tipps zum abnehmen. In Deinem Fall ist es genau umgekehrt. Das Wichtigste ist, dass Du auf eine positive Energiebilanz kommst, also über den Tag verteilt mehr Energie beziehungsweise Kalorien zuführst, als Du verbrennen kannst«

»Das ist mir klar«, antwortete Tim.

»So, und wie geht das jetzt am besten? Wenig Bewegung und viel energiereiche Lebensmittel mit geringem Sättigungsgehalt!«

»Wenig Bewegung heißt konkret: kein Sport, wenig körperliche Bewegung, viel Sitzen und Liegen, Wege mit den öffentlichen Verkehrsmitteln zurücklegen und zum Beispiel den Lift benutzen statt Treppen steigen.« »Eine Katastrophe!« dachte Tim, dem Bewegung und Sport sehr viel Spaß machten.

»Wenigstens ein bisschen Sport?«, fragte er vorsichtig.

»Wenn Du die Wette gewinnen willst, verhältst Du Dich am besten wie ein Faultier im Winterschlaf.«

»Das ist doch extrem unbefriedigend!«

»Klar, ich weiß, aber was glaubst Du, warum viele Menschen zunehmen und sich nicht wohl fühlen. Weil sie immer fauler und fauler werden, ihre Zeit vor dem Fernseher und dem Computer verbringen, alle Wege mit dem Auto erledigen und so weiter. Wir leben in einer immer träger werdenden Gesellschaft!«

»Na gut, und wie soll ich mich ernähren?«

»Kurz gesagt, mit fett- und zuckerreichen Lebensmitteln, die einen hohen Energiegehalt, aber geringen Gehalt an Ballaststoffen und wichtigen Mikronährstoffen aufweisen. Dazu gehören vor allem Knabbereien, fette Wurst am Würstchenstand, fettige Pommes aus der Fritteuse sowie Hamburger mit wenig Fleisch und viel Mayo und Ketchup und so weiter. In Kalorientabellen von Ernährungsratgeber-Büchern sind meist auch verschiedene ungesunde Lebensmittel aufgelistet. Da kannst Du aus dem Vollen schöpfen.«

Der Experte drehte sich um und nahm ein Buch aus dem Regal.

»Hier, in diesem Buch findest Du eine Auflistung von gesunden und ungesunden Lebensmitteln. Ich borge es Dir.«

Tim nahm das Buch dankend entgegen.

»Was könnte ich noch machen?«

»Hm, lass mich mal überlegen. Ja, genau, neben dem Faul sein und ungesunder Ernährung könntest Du noch Deinem Sattheitsgefühl ein Schnippchen schlagen.«

»Was meinen Sie damit?«

»Wenn man abnehmen will, sollte man noch sein Essverhalten verbessern, damit man früher satt wird beziehungsweise das Hungergefühl später auftritt. Das schafft man, indem man langsamer isst und länger kaut. Außerdem mehr Konzentration aufs Essen, das heißt, sich beim Essen nicht durch Fernsehen oder zum Beispiel Comic-Lesen ablenken lassen. Kurz gefasst, sollte man das Essen so richtig genießen.«

»Und wenn man zunehmen will, also genau das Gegenteil.«

»Na ja, normalerweise sollte man auch beim Zunehmen die Regeln der gesunden Ernährung beachten. Aber in eurem Fall?« Der Experte überlegte kurz.

»Du kannst es Dir schon denken.«

»Also auf der Couch lungern bei aufgedrehtem Fernseher, ein Comic oder irgendeine anspruchslose Zeitschrift in der Hand und Junk-Food am Tisch, richtig?«

Der Experte lächelte.

»Das typische Abendprogramm vieler Erwachsener. Hervorragend zum Zunehmen beziehungsweise zum Pflegen und Vermehren der Fettpölsterchen.«

»Worauf Du unbedingt achten solltest, ist, dass täglich auch eine Mindestmenge Gemüse und Obst auf Deinem Speiseplan stehen, damit Du keinen Mangel an wichtigen Vitaminen und Mineralstoffen bekommst. Sonst könntest Du auch ausnahmsweise Vitaminpillen schlucken.«

Tim hatte genug gehört. Beide Burschen verabschiedeten sich von dem Experten und machten sich auf den Heimweg. Tim wurde schon ein wenig schlecht, wenn er daran dachte, was er tun musste, um die Wette zu gewinnen. Hastiges Hinunterschlingen von Essen mit viel Fett und Zucker – und dazu noch mit dem Hintern auf der Couch kleben. Da muss ich durch, dachte er, und versuchte sich mit der neuen Situation abzufinden.

»Außerdem lerne ich ja auch etwas dazu, nämlich, wie sich viele Leute, die einen ungesunden Lebensstil haben, fühlen.« Er entschied sich, ein Tagebuch über die nächsten Monate zu führen, um seine körperlichen Veränderungen niederzuschreiben. Daneben wollte er auch mögliche Beschwerden notieren, die durch seinen ungesunden Lebensstil auftreten würden.

*Auszüge aus Tims Tagebuch*

*Tag 1*

War auf der Uni und ließ mich durch einen Ernährungsexperten beraten. Hab eigentlich absolut keine Lust auf diese kindische Wette, aber bin zu feig, um abzuspringen. Werde das durchziehen und die Wette für mich entscheiden.

*Tag 7*

Ernähre mich seit einer Woche extrem ungesund. Gestern gab es in der Früh Wurstbrot mit einer fingerdicken Schicht Butter und sechs Scheiben Wurst, dazu einen Kakao. Als Zwischenmahlzeit eine halbe Tafel Schokolade. Zu Mittag habe ich eine große Portion fettes Schweinschnitzel mit viel Pommes und einen Salat verdrückt. Am Nachmittag eine große Packung Chips und Cola. Am Abend habe ich dann richtig zugelangt: Eine große Portion Spaghetti Bolognese mit viel zuckerhaltigem Ketchup, als Nachspeise 500 Gramm zuckerhaltigen Fruchtjoghurt. Heute war ich bezüglich des Essens wirklich bedient. Mehr schaffe ich nicht.

Ich trinke fast nur noch zuckerreiche Limonade. Ab und zu auch ein wenig Leitungswasser.

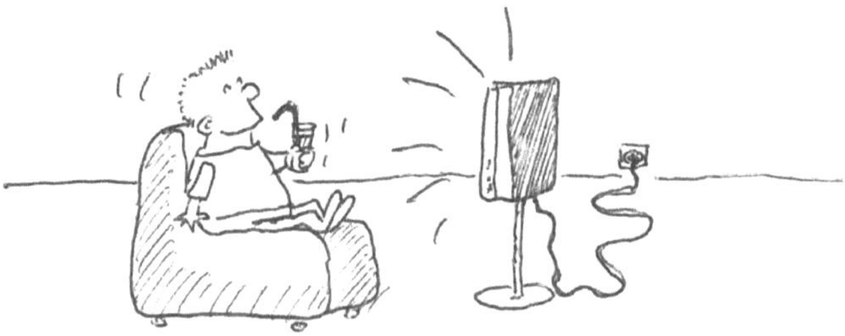

*Tag 14*

Fühle mich immer träger und träger. Schlafe deutlich schlechter, vor allem das Einschlafen fällt mir schwer. Außerdem habe ich ein unangenehmes Druckgefühl in der Magengegend. Habe heute kurz überlegt, diese idiotische Wette abzublasen.

*Tag 23*

Meine Eltern fragen mich, was mit mir in letzter Zeit los sei. Sie machen sich Sorgen.

*Tag 36*

Spüre schon, dass mein Bauchumfang leicht zugenommen hat. Fühle mich immer schwerer. Komme schon bei leichter Anstrengung außer Atem. Meine Verdauung ist schlechter geworden. Habe viel Gas im Darm. Viele Winde. Habe einen harten, knolligen Stuhl, ist recht unangenehm.

*Tag 54*

Kann die Chips und fetten Wurstbrote nicht mehr sehen. Habe verlernt zu kauen, zweimal, dreimal, und ab geht's Richtung Magen, würge die Speisen hinunter. Kann das Essen nicht mehr genießen.

*Tag 66*

Habe schon ordentlich an Körpergewicht zugelegt. Werde auch zunehmend von Manni und seiner Clique ins Visier genommen und gehänselt. Sie beleidigen mich und beschimpfen mich als Fettsack. Es wird so langsam unerträglich. Bin mies drauf. Denke mir, dass sich viele dicke Menschen unwohl in ihrer Haut fühlen müssen. Noch verdammte 24 Tage bis zum Ende der Wette.

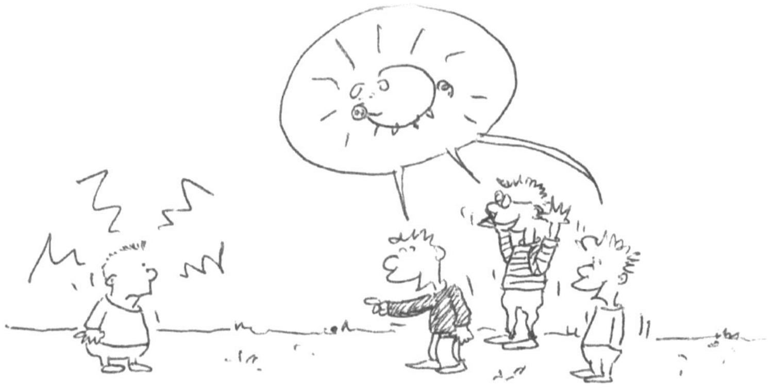

*Tag 70*

Heute hat mir beim Aufstehen mein Kreuz wehgetan. So ein ziehender Schmerz, ungewohnt, richtig unangenehm, blieb für einige Stunden. Ich brauch wieder regelmäßig Bewegung, sonst krepiere ich.

*Tag 76*

Hab einen depressiven Tag. In der Schule haben wir über Armut und Hunger in der Welt gesprochen. Fast ein Fünftel der Weltbevölkerung hat zu wenig zu essen. Zigtausende Kinder sterben täglich aufgrund von Mangelernährung. Wir leben im Überfluss. Trotzdem sind viele Menschen unzufrieden, vor allem die Erwachsenen, meine Eltern gehören auch dazu. Habe Schuldgefühle, fühle mich beschissen.

*Tag 83*

Ich kann mich in der Schule nicht gut konzentrieren. Fühle mich müde während des Unterrichts. Die letzte Mathearbeit ist in die Hose gegangen, und das gerade mir und gerade Mathe, Mist.

Hoffe, dass sich meine Mühe gelohnt hat und ich die Wette gewinne.

*Tag 90.*

Heute ist der große Tag der Entscheidung. Treffe mich mit Tom.

---

Tim und Tom trafen sich bei Tim in der Wohnung. Sie wogen sich, maßen ihre Körpergröße und berechneten daraus ihren Body-mass-Index (BMI). Dann schauen sie in den BMI-Kurven nach, in welchem Perzentil sie liegen.

»Hey Tim, Du siehst ein wenig verändert aus, zum Schlechteren natürlich!«

»Ha Ha« antwortete Tim. »Du zählst auch nicht zu den sportlichsten der Klasse, würde ich sagen. « Tom hatte sich auch ein ordentliches Fettpolster unter seinem Kinn zugelegt. Sie vergleichen ihre Zunahme an Körpergewicht und die Zunahme in den Perzentilen.

»Ich glaube, Du hast gewonnen«, sagte Tom.

»Eindeutig«, antwortete Tim. Tom hatte sich nicht besonders ins Zeug gelegt und hatte sich auch nicht viel überlegt, wie er die Wette gewinnen konnte.

»Wie waren Deine letzten Monate?«, fragte Tom.

»Katastrophal, einfach katastrophal. Und wie war es bei Dir?«, fragte Tim.

»Na ja, auch nicht besonders angenehm. Aber trotzdem, das war eine richtig abgefahrene Wette, oder?«

»Abgefahren? Meinetwegen, aber es war gut, diese schlimme Erfahrung einmal durchgemacht zu haben. Man fühlt sich einfach schlecht nach so viel ungesundem Essen und so wenig Bewegung. Ging es Dir nicht genauso? Ich konnte einfach weniger leisten, kam bei einem Fußballmatch leichter außer Atem, konnte nicht wie früher dem Unterricht in der Klasse folgen. Durch das viele

Essen am Abend hatte ich richtig Einschlafstörungen. Meine Verdauung war im Eimer, und das Schlimmste war, dass ich ständig gehänselt wurde. Alles in allem war es einfach zum Kotzen.«

»Wem sagst Du das«, bestätigte Tom. Die beiden Freunde waren sich einig darüber, dass sie schleunigst ihre Ernährung umstellen mussten. Sie hatten gespürt, dass man sich durch Ernähren von ungesunden Speisen langfristig einfach schlechter fühlte. Außerdem wurde man durch geringere körperliche Aktivität einfach träger.

Durch diese Wette konnten Tim und Tom außerdem verstehen, wie sich übergewichtige Menschen fühlen müssen. Sie leiden häufig unter Schuldgefühlen und werden noch dazu ständig von anderen Leuten begafft und unter Umständen sogar gehänselt. Das führt bei Einigen dazu, dass sie sich mehr und mehr isolieren und zu Einzelgängern werden. Also sei dicken Menschen gegenüber nicht abwertend. Mach Dich nicht lustig über sie, glaube mir, viele fühlen sich in ihrer Haut nicht wohl und leiden sowieso schon sehr, mehr als es den Anschein hat! Außerdem sind übergewichtige Kinder und Jugendliche nicht allein verantwortlich für ihr Übergewicht. Da spielen vor allem die Eltern eine entscheidende Rolle. Einerseits sind dicke, faule Eltern nicht unbedingt ein Vorbild für einen Youngster. Andererseits kaufen Deine Eltern das Essen ein und bereiten es zu. Wenn immer nur ungesundes Essen auf den Teller kommt, kannst Du grundsätzlich auch nicht viel dafür. Aber Du kannst Deinen Eltern zeigen, was gesunde Ernährung ist und was sie bringt. Dann haben die auch etwas davon, OK? Außerdem kannst Du, wenn Du übergewichtig bist, versuchen, gemeinsam mit einem Freund abzunehmen, das wäre doch was, oder? Das Wissen, wie man am Besten abnimmt, hast Du ja schon erworben.

*Und zum Schluss, eine kurze Wiederholung zum Übergewicht und einige wichtige Tipps zum Abnehmen:*

Deutliches Übergewicht beeinträchtigt die Psyche und den Körper. Übergewichtige fühlen sich häufig nicht wohl in ihrer Haut, sind träge, schlafen schlecht, kommen leicht aus der Puste und haben dazu noch ein höheres Risiko für Krankheiten wie Diabetes (Zuckerkrankheit) und Arterienverkalkung (Arteriosklerose). Alles in allem führt deutliches Übergewicht zu einer Beeinträchtigung der Zufriedenheit und des Wohlbefindens. Aus diesem Grund sollte jeder darauf bedacht sein, sein Normalgewicht zu halten bzw. auf sein Normalgewicht zu kommen. Aber dass deutliches Übergewicht nicht gut sein kann, weiß sowieso eigentlich jeder.

*Wie kann man jetzt effizient abnehmen? Einige Vorschläge:*

1. Die wichtigste Grundvoraussetzung, um abzunehmen ist, dass man das überhaupt will. Ohne Motivation geht es nämlich nicht - oder, sagen wir mal, nur schwer. Setze Dir realistische Ziele, wie zum Beispiel zwei bis drei Kilo in ein, zwei Monaten. Du wirst sehen, mit Wollen und Motivation wirst Du Dein Ziel viel leichter erreichen.
2. Bewegung ist wirklich wichtig. Bewegung hilft nicht nur beim Abnehmen, sondern schützt auch vor Krankheiten. Wenn Du Dich viel bewegst, wirst Du Dich auch besser und kräftiger fühlen. Du wirst vor Selbstvertrauen nur so strotzen. Stubenhocker sind schlapp, fühlen sich schlapp und werden immer schlapper. Such Dir Bewegung und Sportarten, die Dir Spaß bereiten, und betreibt diese mit Freunden, Eltern und anderen Kindern und Bekannten. Integriere die Bewegung in den Alltag. Alle müssen ran,

und jeder Mensch egal welchen Alters, muss sich bewegen, betrachte dies als ein Naturgesetz.

3. Versuche Dich gesünder zu ernähren. Niemand zwingt Dich dazu. Würdest Du auch nicht zulassen, oder? Die sollen nur reden, wirst Du Dir sagen, pah. Aber Du könntest ja einmal ausprobieren, Dich gesünder zu ernähren. Versuche das Gleichgewicht wieder herzustellen. Das bedeutet im Klartext: Weniger Naschereien, Zucker- und Fettbomben, Chips & Co. und dafür mehr Gemüse und Obst. Gemüse und Obst haben auch weniger Kalorien, so dass Du leichter auf die negative Energiebilanz kommst, die notwendig ist, um abzunehmen, kommt. Außerdem frühstücke jeden Tag, zumindest einen natürlichen Fruchtsaft oder Kakao! Das alles ist nicht besonders schwer, aber der Effekt auch kleiner Maßnahmen ist immens, wenn sie nur dauerhaft sind! Mehr Power ist das Resultat.
4. Trinke viel Leitungswasser oder Mineralwasser, und vermeide energiereiche Limonaden. Als Ersatz für eine Zwischenmahlzeit oder zum Beispiel zum Frühstück eignen sich auch natürliche Fruchtsäfte mit einem hohen Gehalt an Vitaminen.
5. Schlage Deinem Hungergefühl ein Schnippchen. Wenn Du übergewichtig bist und abnehmen willst solltest Du nur essen, wenn Du wirklich hungrig bist. Du solltest nicht aus Langeweile, Frust oder Gewohnheit zulangen. Trinke vor oder während des Essens Wasser. Das fördert über eine Dehnung des Magens das Sättigungsgefühl. Iss langsam, nimm Dir Zeit fürs Essen, auch wenn Du glaubst keine Zeit zu haben. Bis auf wenige Ausnahmen, wie zum Beispiel bei Pausen im Schulunterricht, kann man immer ein paar Minuten mehr Zeit für Essen investieren. Das Sättigungsgefühl setzt erst langsam ein,

und wenn Du langsam isst nimmst du Dein Sättigungsgefühl auch besser wahr!

6. Ein paar Tipps für Naschkatzen um die Naschsucht in den Griff zu bekommen:
    a. Versuche, nur einmal am Tag zu naschen und nicht ständig.
    b. Halte keine Naschdepots im Haus.
    c. Der menschliche Wille ist bezüglich des Naschens schwach. Also halte die Versuchungen möglichst gering, das heißt konkret: Süßigkeiten weglegen und außer Sichtweite halten, keine Süßigkeiten offen herumliegen lassen, keine großen Vorräte anlegen.
7. Belohne Dich und lass Dich belohnen und loben. Wenn Du wirklich standhaft und konsequent bist, hast Du das Recht, Dich zu belohnen - mit allem Möglichen, CDs, DVDs, Games, Kino- und Konzertbesuchen etc., alles ist drin, wenn Erfolge zu sehen sind.
8. Und die zwei wichtigsten Dinge zum Schluss:
    a. Ohne Deine Eltern läuft die ganze Geschichte wahrscheinlich nicht. Informiere Deine Eltern, sofern sie das nicht sowieso schon wissen, über gesunde Ernährung. Sage ihnen, dass sie vernünftige, wertvolle Lebensmittel einkaufen und Dir auch leckere, hochwertige Speisen zubereiten sollen. Mache ihnen klar, dass Bewegung sehr wichtig ist, und versuche, sie auch zu mehr Bewegung zu motivieren. *Gemeinsam statt einsam* lautet die Devise. Dann können alle in Deiner Familie davon profitieren.
    b. Das Leben ist nicht nur Friede, Freude, Eierkuchen, also total einfach, locker und mit keiner Mühe verbunden. Eine klitzekleine

Anstrengung musst Du schon investieren, wenn Du abnehmen willst. Man wird nicht schlank im Schlaf, ohne jegliche Anstrengung. Das funktioniert nur in Märchen und Romanen. Vor allem in den ersten Tagen ist es manchmal anstrengend, wenn nicht leicht quälend, wenn einen der Hunger packt. Aber Du solltest speziell am Abend standhaft sein und dem Kühlschrank widerstehen. Wenn man übersatt ins Bett geht, kann man nicht gut abnehmen. Ein Abendessen bzw. Abendbrot ist wichtig, keine Frage, aber versuche nicht, zu viel reinzustopfen, nur soviel, dass Du gerade ein wenig satt bist. Du wirst sehen, wenn Du die ersten Tage überstehst, dann fällt das Abnehmen immer leichter.

## 3.5. Untergewicht ist nicht schön, sondern gefährlich

Benni ist ein achtjähriger Junge, der spindeldürr ist. Er ernährt sich gesund und isst wirklich viel, aber er bewegt sich auch die ganze Zeit, sogar beim Essen am Tisch zappelt er herum. Benni fühlt sich rundum gesund, hat einen Super-Stuhlgang, wächst normal und ist geistig voll fit, einer der Besten in der Schule, daher sagt der Kinderarzt, dass sein niedriges Körpergewicht absolut nichts ausmacht. Weil er sich soviel bewegt, ist er eben eher ein Federgewicht.

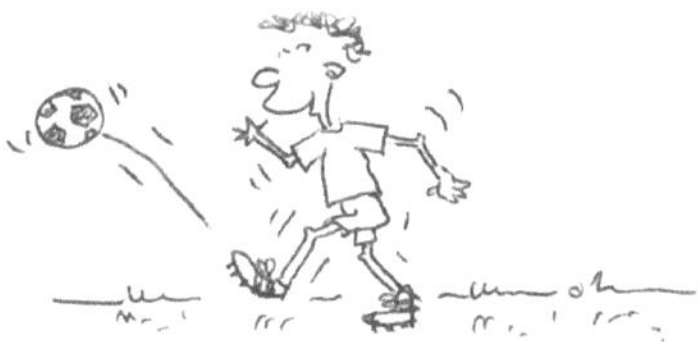 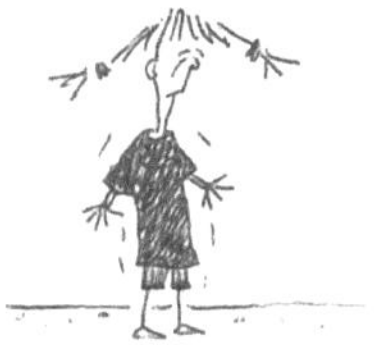

Lisa ist 14 Jahre alt und wie Benni spindeldürr. Sie ist so schlank, dass sie auch im Sommer ein langärmliges Shirt und eine lange Hose trägt, damit man ihre knochendünnen Arme und Beine nicht sieht. Lisa *ist* zwar so dünn wie Max, aber sie *isst* nicht wie Benni. Sie isst nämlich kaum etwas, und das seit längerer Zeit, daher hat sie auch viele Kilos abgenommen. Wenn man sie fragt, warum sie so wenig isst, sagt sie, dass sie es schön finde, dünn zu sein. Außerdem hat Lisa seit längerem Ärger mit ihren Eltern und noch dazu Liebeskummer. In Lisas Leben ist in letzter Zeit alles schief gegangen, was nur möglich ist. Daher hat sie seit längerem auch keinen Appetit, und manchmal wird ihr sogar übel von ein bisschen Essen. Der Arzt sagt ihr, dass sie unbedingt wieder anfangen sollte, sich gut zu ernähren. Nichts oder zu wenig zu essen ist nämlich tatsächlich sehr gefährlich. Im Gegensatz zu Benni leidet Lisa nämlich an einer sogenannten Essstörung und an *krankhaftem* Untergewicht (sogenannte Magersucht). Benni ist zwar auch untergewichtig, aber topfit und daher nicht ein bisschen krank.

Krankhaftes Untergewicht führt zu schweren gesundheitlichen Problemen. Das ist ja auch verständlich. Wie Du bereits gelesen hast, liefert das Essen wertvolle, lebenswichtige Nährstoffe und viel Energie, damit die Organe und Muskeln arbeiten können. Ein Auto braucht ja auch Benzin zum Fahren. Wenn man jetzt über längere Zeit viel zu wenig isst, kann es zu einer ungenügenden Versorgung mit Nährstoffen und Energie kommen. Dies wiederum führt zu verschiedenen Störungen im Körper, wie zum Beispiel Blutarmut, Knochenschwund, Eiweißmangel, Störungen der Herzaktivität und Unterzuckerung. Mädchen können zusätzlich auch unfruchtbar werden. Im schlimmsten Fall jedoch, und das ist gar nicht so selten, wie man glauben würde, kann es sogar zum Tod kommen. Daher sollte Lisa auch so schnell wie möglich Unterstützung durch einen Arzt suchen. Er kann einmal nachschauen, ob sie einen Mangel an lebenswichtigen Nährstoffen aufweist oder ob andere Krankheiten vorliegen, die vielleicht der Grund für ihr deutliches Untergewicht sind. Außerdem können der Arzt bzw. Kollegen von ihm, die sich mit psychischen Problemen auskennen, ihr dabei helfen, dass es ihr wieder besser geht und sie auch wieder Freude am Essen bekommt.

Fazit:

- Krankhaftes Untergewicht kann lebensgefährlich sein.
- Jeder Mensch braucht täglich eine Mindestmenge an Energie und lebenswichtigen Nährstoffen, um zu überleben.

# 4. Anhang

## 4.1. Kalorientabelle

In der unteren Tabelle ist der Gehalt an Energie in Kilojoule (kj) und in Klammern in Kilokalorien (kcal) sowie von Fett (in Gramm) von verschiedenen Lebensmitteln angeführt. Die Werte sind bezogen auf 100 Gramm essbaren Anteil (bzw. 100 Gramm verdauliche Bestandteile) des jeweiligen Lebensmittels.

Da wohl kaum alle Speisen bzw. Lebensmittel, die Du isst, eine Menge von genau 100 Gramm haben, musst Du die Werte auf eine Portion umrechnen. Zwei Beispiele: Bei einem Glas mit 200 Millilitern Vollmilch (entspricht in etwa 200 Gramm) müsstest Du den Wert für den Energiegehalt der Milch mit 2 multiplizieren, also 2 x 272 Kilojoule = 544 Kilojoule. Oder wenn Du zum Beispiel eine Portion mit 50 Gramm Salami verzehrst, musst Du, um den Energiegehalt einer Portion zu ermitteln, 1578 Kilojoule durch 2 teilen, ergibt 789 Kilojoule. Verstanden?

| Lebensmittel | **Energie** in kJ (kcal) in 100 Gramm | **Fettanteil** in Gramm (in 100 Gramm Lebensmittel) |
|---|---|---|
| Vollmilch (mind. 3,5 % Fett) | 272(65) | 3,6 |
| Milch, fettarm (1,5 % - 1,8 % Fett) | 201 (48) | 1,6 |
| Joghurt (mind. 3,5 %) | 293 (70) | 3,8 |
| Joghurt, fettarm (1,5 % - 1,8 % Fett) | 208 (49) | 1,6 |
| Edamer Käse (40 % Fett i. Tr.) | 1323 (318) | 23,4 |
| Fetakäse (45 % Fett i. Tr.) | 986 (237) | 18,1 |
| Hüttenkäse, Cottage Cheese (20 % Fett i.Tr.) | 428 (102) | 4,3 |
| Mozzarella (aus Kuhmilch) | 934 (225) | 16,1 |
| Speisequark (20 % Fett i.Tr.) | 477 (113) | 5,1 |
| Hühnerei | 645 (155) | 11,4 |
| Butter | 3090 (751) | 83,2 |
| | | |
| Rindfleisch (Filet) | 508 (121) | 4 |
| Schweinefleisch (Filet) | 448 (106) | 2 |
| Schweinefleisch (Kotelett mit Knochen) | 558 (133) | 5,2 |
| Schweinefleisch (Hinterhaxe) | 774 (186) | 12,2 |
| Frankfurter Würstchen | 1114 (269) | 24,4 |
| Schweineschinken gekocht (Kochschinken) | 528 (125) | 3,7 |
| Salami deutsche | 1662 (402) | 35,6 |
| Huhn, Brathuhn | 694 (166) | 9,6 |
| Hamburger | 974 (232) | 10 |
| Scholle | 361 (86) | 1,9 |
| Seehecht | 395 (94) | 2,8 |
| Thunfisch | 939 (226) | 15,5 |
| Lachs | 842 (202) | 13,6 |
| | | |
| Haferflocken | 1470 (348) | 7 |
| Mais-Frühstücksflocken (Cornflakes) | 1498 (353) | 0,6 |
| Reis, weißer Reis | 1460 (344) | 0,6 |
| Roggenbrot | 921 (217) | 1 |
| Brötchen, Semmel | 1155 (272) | 1,9 |
| Knäckebrot | 1335 (315) | 1,4 |

| | | |
|---|---|---|
| Nudel, Makkaroni, Spaghetti | 1501 (354) | 2,8 |
| | | |
| Kartoffel | 298 (70) | 0,1 |
| Kartoffelchips | 2318 (557) | 39,4 |
| Pommes frites | 1215 (290) | 14,5 |
| | | |
| Karotte | 109 (26) | 0,2 |
| Rote Rübe | 175 (41) | 0,1 |
| Blumenkohl | 95 (22) | 0,3 |
| Brokkoli | 121 (29) | 0,2 |
| Kopfsalat | 48 (11) | 0,2 |
| Spinat | 70 (17) | 0,3 |
| Gurke | 52 (12) | 0,2 |
| Tomate | 73 (17) | 0,2 |
| Bohne | 1004 (237) | 1,6 |
| Erbse | 1152 (271) | 1,4 |
| Linse | 1146 (270) | 1,6 |
| | | |
| Apfel | 228 (54) | 0,6 |
| Birne | 233 (55) | 0,3 |
| Pfirsich | 176 (41) | 0,1 |
| Pflaume | 205 (48) | 0,2 |
| Erdbeere | 136 (32) | 0,4 |
| Weintraube | 286 (67) | 0,3 |
| Orange | 179 (42) | 0,2 |
| Banane | 374 (88) | 0,2 |
| | | |
| Milchschokolade | 2242 (537) | 31,5 |
| Schokoriegel | 1974 (470) | 21,8 |
| Gummibonbons | 790 (188) | 0 |
| Eiscreme | 857 (205) | 11,7 |
| Torte (Sacher) | 1415 (337) | 14,5 |
| Obsttorte | 718 (171) | 5,6 |

Werte entnommen aus: Der kleine Souci-Fachmann-Kraut. Lebensmitteltabelle für die Praxis. Stuttgart 2011. Angaben zu Naschereien entnommen aus: Deutsche Gesellschaft für Ernährung (DGE)-PC Ernährungssoftware, Vs. 3.1.2.018, Bonn

# 4.2. Vitamine – Funktionen und Lebensmittelquellen

| **Vitamin** | **Wichtigste Funktionen** | **Wichtigste Lebensmittelquellen** |
|---|---|---|
| Vitamin $B_1$ | wichtig für die Energiegewinnung und für die Nerven | Fleisch (besonders Schweinefleisch), Hülsenfrüchte, Vollkornprodukte |
| Vitamin $B_2$ | Funktionen im Stoffwechsel | Milch und Milchprodukte, Fleisch, Fisch, Eier, Vollkornprodukte, Paprika, Brokkoli |
| Vitamin $B_6$ | Umbau von Eiweiß, Bildung von Nerven, Abbau des giftigen Homocysteins | Schweine- und Hühnerfleisch, Fisch, Linsen Vollkornprodukte, Bananen |
| Vitamin $B_{12}$ | Zellwachstum und -teilung, Bildung von roten Blutkörperchen, Partner der Folsäure | Innereien (Leber), Fleisch und Fisch, Milch und Milchprodukte, Eier |
| Biotin | Funktionen im Stoffwechsel | Innereien (Leber), Fisch, Nüsse, Haferflocken, Spinat, Eigelb |
| Pantothensäure | Funktionen im Stoffwechsel | Innereien (Leber), Fleisch, Fisch, Vollkornprodukte, Hülsenfrüchte |
| Niacin | Funktionen im Stoffwechsel | Fleisch, Fisch, Milch, Eier, Kartoffeln |
| Folat bzw. Folsäure | Zellteilung und -bildung, wichtig für das Nervensystem und in der Schwangerschaft, Abbau des giftigen Homocysteins | Brokkoli, Spinat, Spargel, Hülsenfrüchte, Getreideprodukte aus Vollkorn (besonders Weizenkeime), Innereien, Eigelb frischer Orangensaft |
| Vitamin C | Antioxidative Wirkung (Eliminierung von freien Radikalen) Bildung von Bindegewebe | Diverse Obst- und Gemüsesorten |

| | | |
|---|---|---|
| Vitamin A (β-Carotin) | Wichtig für: Entwicklung von Zellen, Wachstum, Immunsystem, Haut, Sehvorgang | Innereien (Leber), gew. Gemüse (Spinat, Karotten, Fenchel, Feldsalat), Butter, Margarine; Fleisch, Milch- und Milchprodukte haben einen mittleren Gehalt |
| Vitamin D | Wichtig für die Aufnahme von Calcium im Darm und Mineralisation des Knochens | Körpereigene Bildung! Sonnenlicht erforderlich! Lebertran, bestimmte Fische (Makrele, Hering, Aal, Lachs), Eigelb |
| Vitamin E | Antioxidative Wirkung, Abwehr von freien Radikalen | Pflanzliche Öle, Weizenkeime und Nüsse |
| Vitamin K | Blutstillung, Knochenaufbau | Körpereigene Bildung durch Darmbakterien; Gemüse (Sauerkraut, Rosenkohl, Spinat), Milch und Milchprodukte, Fleisch, Eier |

# 4.3. Mineralstoffe – Funktionen und Lebensmittelquellen

| Mineralstoffe | Wichtigste Funktionen | Wichtigste Lebensmittelquellen |
|---|---|---|
| Calcium | Wichtig für den Aufbau und die Festigkeit des Knochens und der Zähne, beteiligt bei der Muskelarbeit | Milch und Milchprodukte, calciumreiche Mineralwässer, bestimmte Gemüsearten (Brokkoli, Grünkohl) |
| Magnesium | Wichtig für Funktionen von Nerven und Muskeln, Energiebereitstellung, Wachstum, verschiedene Zellfunktionen, Knochenaufbau | Sesam, Sojabohnen, Nüsse (Walnuss, Haselnuß, Erdnuss), Haferflocken, Linsen, Naturreis, Roggen-, Weizenvollkornbrot |
| Eisen | Beteiligt beim Sauerstofftransport im Blut, wichtig für Wachstum, Nerven- und Immunsystem | Fleisch, Fleischprodukte, verschiedene pflanzliche Lebensmittel |
| Kupfer | Antioxidative Funktionen, Stabilisierung des Bindegewebes, wichtig für das Immunsystem und die Energiegewinnung | Hülsenfrüchte, Innereien, Nüsse, Schalentiere, Schokolade |
| Zink | Wichtig für das Wachstum und das Immunsystem, beteiligt bei der Wundheilung, antioxidative Funktionen, wichtig für das Sehen | Meeresfrüchte, Fische, Fleisch, Innereien, Hülsenfrüchte, Datteln, Haferflocken, Weizenkeime, -kleie |
| Selen | Beteiligt bei der Abwehr von freien Radikalen und der Bildung der Schilddrüsenhormone | Fleisch, Hülsenfrüchte, Getreide – abhängig vom Selengehalt des Bodens |

# 4.4. Perzentilkurven

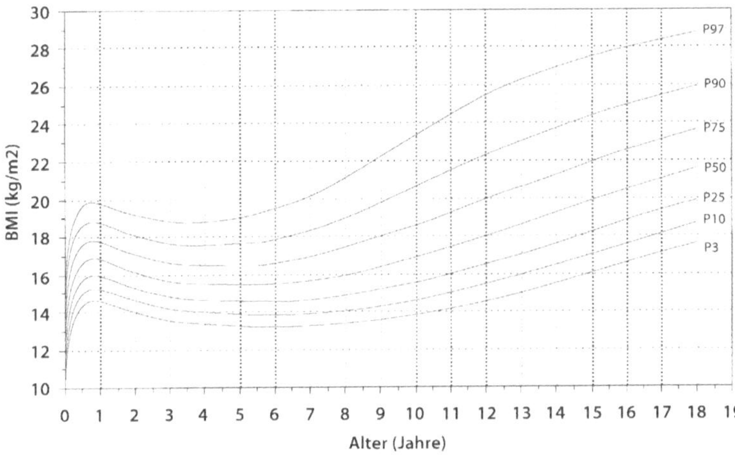


**Perzentile für den Body-mass-Index für Jungen im Alter von 0–18 Jahren**

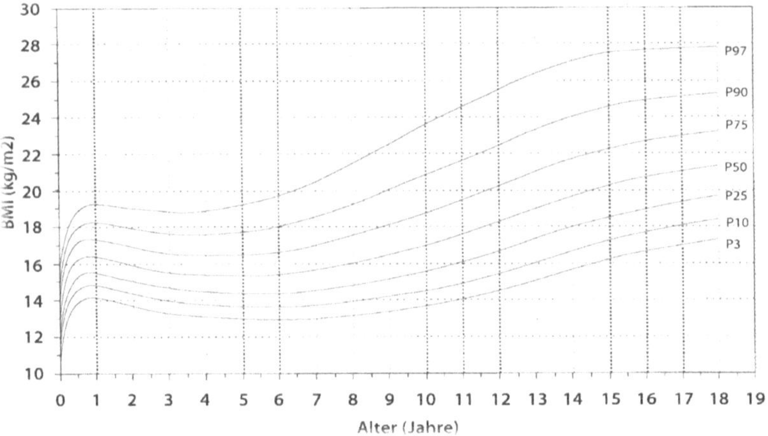


**Perzentile für den Body-mass-Index für Mädchen im Alter von 0–18 Jahren**

Aus: Monatsschrift Kinderheilkunde 8/2001; 149:807-18. K. Kromeyer-Hauschild, M. Wabitsch, D. Kunze, F. Geller, H.C. Geiß, V. Hesse, A. von Hippel, U. Jaeger, D.Johnsen, W.Korte, K.Menner, G. Müller, J.M.Müller, A. Niemann-Pilatus, T.Remer, F. Schaefer, H.-U.Wittchen, S. Zabransky, K.Zellner, A. Ziegler, J.Hebebrand: Perzentile für den Body-mass-Index für das Kindes- und Jugendalter unter Heranziehung verschiedener deutscher Stichproben, Abbildung 1 und 2. 

## 4.5. Glossar – Erklärung der Fachbegriffe

| | |
|---|---|
| Aminosäuren | Bausteine von Proteinen (Eiweiß). Unterteilung in essentielle und nicht-essentielle. Die essentiellen sind unentbehrlich, d.h., sie müssen ständig mit der Nahrung zugeführt werden. Die nicht-essentiellen sind entbehrlich, da sie im Körper gebildet werden.<br>Essentielle: Phenylalanin, Leucin, Isoleucin, Valin, Methionin, Lysin, Tryptophan, Histidin, Threonin.<br>Nicht-essentielle; Alanin, Asparaginsäure, Asparagin, Glutamin, Cystein, Methionin, Glycin, Prolin, Arginin, Tyrosin, Serin. |
| Antioxidantien | Stoffe (in der Nahrung), die freie Radikale abwehren können. Dazu gehören bestimmte Vitamine (v.a. Vitamine C und E) und sekundäre, gesundheitsfördernde Pflanzenstoffe. Kommen vor allem in Obst und Gemüse vor. |
| Antioxidative Kapazität | Das Vermögen, freie Radikale zu eliminieren. Vor allem Beeren haben eine hohe antioxidative Kapazität. |
| Arterien | Blutgefäße, die das Blut vom Herz wegführen. Sie transportieren sauerstoffreiches Blut (deshalb die alte Bezeichnung »arterielles Blut«) zu den Organen und Zellen. An den großen Arterien spürt man den Puls, der vom Herzschlag erzeugt wird. |
| Arteriosklerose | Umgangssprachlich auch Arterienverkalkung genannt, das bedeutet eine Verhärtung und Verdickung der Wand der Arterien (Schlag- |

adern). Führt zur Einengung des Gefäßes und damit zu einer Verminderung der Durchblutung und Sauerstoffversorgung der Zellen. Es kann dann z.B. zu einem Herzinfarkt kommen. Das Risiko für Arteriosklerose ist vor allem erhöht bei hohem Blutdruck, Zuckerkrankheit (Diabetes), Rauchen oder auch bei einem hohen Cholesterinspiegel im Blut.

| | |
|---|---|
| ATP | Adenosintriphosphat, stellt eine Form der gespeicherten Energie dar, welche gezielt bei energieverbrauchenden Prozessen im Körper wie zum Beispiel bei der Muskelarbeit oder bei Transportvorgängen eingesetzt wird. |
| Ballaststoffe | Eine Gruppe von Kohlenhydraten und anderen Stoffen, die im Magen-Darm-Trakt von den Verdauungsenzymen nicht oder nur unvollständig aufgespalten werden können. Haben verschiedene günstige Funktionen auf den Körper und die Verdauung. |
| Bauchspeicheldrüse (Pankreas) | Hat zwei Anteile. Der erste, sogenannte endokrine Anteil, bildet die Hormone Insulin und Glukagon und gibt diese ins Blut ab. Der andere Anteil bildet Verdauungsenzyme und gibt diese in den oberen Dünndarm ab. |
| Bioverfügbarkeit | Der Anteil eines Nährstoffs aus der Nahrung, der in den Körper (d.h. ins Blut) aufgenommen wird. |
| Blutarmut (Anämie) | Verminderung der roten Blutkörperchen (der sogenannten Erythrozyten), die für den Sauerstofftransport verantwortlich sind. Die |

| | |
|---|---|
| | häufigste Ursache für eine Anämie ist Eisenmangel. |
| Blutdruck | Druck des Blutes in einem Gefäß. Gemessen wird in der Regel der Blutdruck in den Arterien. Besteht aus einem oberen Wert (systolischer Blutdruck) und einem unteren Wert (diastolischer Blutdruck). Ein zu hoher Blutdruck (Hypertonie) führt zur Schädigung der Gefäße (Arteriosklerose), des Herzens und der Nieren. |
| Blutzuckerspiegel | Die Konzentration von Glukose im Blut. Steigt nach dem Essen an. Ein hoher Blutzuckerspiegel im Fastenzustand, also in der Frühe, vor dem Frühstück, ist ein Hinweis auf die Zuckerkrankheit (Diabetes). |
| BMI | Body-mass-Index. Wird berechnet durch: Körpergewicht (kg) geteilt durch Körpergröße (m) zum Quadrat kg / (m x m). |
| Brennwert | Energiegehalt der energieliefernden Nährstoffe (Eiweiß, Fett, Zucker). Gibt die Energiemenge in Kilojoule pro Gramm an, die beim kompletten Verbrennen der Nährstoffe freigesetzt wird. |
| Cholesterin | Lebenswichtiger fettähnlicher Stoff; wird im Körper gebildet. Wichtig für die Zellen, Ausgangssubstanz für Gallensäuren und Hormone. Ein sehr hoher Cholesterinspiegel im Blut kann zu Arteriosklerose (Arterienverkalkung) führen. Kommt in die Nahrung in tierischen Produkten vor (v.a. Fleisch, Ei, Butter, Milch- und Milchprodukte). |

| | |
|---|---|
| Diabetes (Zuckerkrankheit) | Krankhafte Erhöhung des Blutzucker(-Glukose-)spiegels im nüchternen Zustand. Ursache ist ein Mangel oder eine verminderte Wirkung des Insulins. Führt langfristig zur Arteriosklerose und Schädigung verschiedener Organe. |
| Drüsen, Hormondrüsen | Hormondrüsen, auch endokrine Drüsen, sind Organe, die Hormone bilden und ins Blut abgeben. Die bekanntesten Drüsen sind die Bauchspeicheldrüse (bildet Insulin), die Schilddrüse (bildet die Schilddrüsenhormone), die Geschlechtsdrüsen (bilden männliche und weibliche Geschlechtshormone) und die Nebenniere (bildet v.a. Stresshormone). |
| Energieumsatz | Die Menge an Energie, die pro Tag umgesetzt (»verbraucht«) wird. Wird in kJ (kcal) pro 24 Stunden angegeben. |
| Enzyme | Sind Eiweißstoffe, die im Körper viele Stoffwechselvorgänge beschleunigen bzw. ermöglichen. Die speziellen Verdauungsenzyme spalten Fett, Kohlenhydrate und Eiweiß. |
| Epithel | Ein- oder mehrlagige Zellschicht, die alle inneren und äußeren Körperoberflächen bedecken. Im Magen-Darm-Trakt besteht das einschichtige Epithel vor allem aus Zellen, über die die Nährstoffe aus dem Darm ins Blut aufgenommen werden. |
| Fettsäuren | Wichtiger Energielieferant. Bestandteil von Triglyzeriden (Neutralfetten) in der Nahrung und im Fettgewebe. Werden unterteilt in: 1. gesättigte Fettsäuren (im Körper gebil- |

| | |
|---|---|
| | det), 2. einfach ungesättigte Fettsäuren (v.a. im Olivenöl), 3. mehrfach ungesättigte Fettsäuren (lebenswichtig), beispielsweise Omega-3-Fettsäuren aus Meeresfischen und hochwertigen Pflanzenölen. |
| Gallensäuren | Werden in der Leber aus Cholesterin gebildet und gelangen als Bestandteil der Galle in den oberen Dünndarm (das sogenannte Duodenum). Unterstützen die Verdauung und die Aufnahme von Fetten und fettlöslichen Nährstoffen. |
| Glukose (Traubenzucker) | Einfaches Kohlenhydrat bzw. Zucker; Bestandteil der Stärke; wichtiger Energielieferant; lebenswichtig für die Nervenzellen und das Gehirn. |
| Grundumsatz | Der Grundumsatz deckt den Energiebedarf aller inneren Organe wie etwa Herz, Leber, Nieren und Gehirn in Ruhe. |
| Hämoglobin | Roter Blutfarbstoff; Bestandteil der roten Blutkörperchen. Bindet Sauerstoff am Eisenatom und transportiert den Sauerstoff zu den Organen. |
| Herzinfarkt | Absterben von Zellen im Herzmuskel wegen Mangels an Sauerstoff. Entsteht bei Verkalkung der Arterien des Herzens (Arteriosklerose). |
| Hormone | Chemische Substanzen, die in (endokrinen) Drüsen gebildet und über das Blut zu den Zellen transportiert werden. Nach Andocken an die Zelle vermitteln sie ihre Informationen. Beispiel: Insulin |

| | |
|---|---|
| Hypoglykämie (»Hypo«) | Ein zu niedriger Blutzuckerwert. Kann vorkommen bei starker körperlicher Betätigung ohne Nahrungsaufnahme oder auch bei starker Ausschüttung des Insulins, beispielsweise nach einer ›Naschorgie‹. |
| Immunsystem | Schützt unseren Körper vor Krankheitserregern wie Viren und Bakterien. Besteht vor allem aus Abwehrzellen (sogenannten Leukozyten) und Antikörpern (sogenannten Immunglobulinen). |
| Insulin | Ein Hormon aus der Bauchspeicheldrüse, das den Blutzuckerspiegel nach dem Essen senkt. |
| Kohlenhydrate | In der Umgangssprache auch als »Zucker« bezeichnet. Wichtige Energieträger; Stärke macht mengenmäßig den größten Anteil aus. |
| Mengenelemente | Lebenswichtige Nährstoffe, die verschiedene Funktionen im Körper erfüllen. Beispiel: Calcium und Magnesium. |
| Milchzuckerunverträglichkeit (Laktoseintoleranz) | Milchzucker (Laktose) kann im Dünndarm nicht gespalten werden, da das Verdauungsenzym fehlt bzw. nicht ausreichend vorkommt. Führt zu Beschwerden wie beispielsweise Durchfall und Blähungen. |
| Mineralstoffe | Spurenelemente und Mengenelemente |

| | |
|---|---|
| Omega-3-Fettsäuren | Lebenswichtig. Kommen in hochwertigen pflanzlichen Ölen (Alpha–Linolensäure beispielsweise in Rapsöl) sowie vor allem in Meeresfischen (EPA, DHA) vor. |
| Osmolarität | Anzahl der gelösten Teilchen (Atome oder Moleküle) in einem Liter Flüssigkeit. |
| Osmose | Die Bewegung bzw. der Transport von Wasser durch eine Membran zwischen zwei Räumen im Körper, die eine unterschiedliche Osmolarität aufweisen. |
| Osteoporose | Auch als Knochenschwund bezeichnet. Vorliegen einer geringen Knochenmasse und -festigkeit; das Risiko für Knochenbrüche steigt. Osteoporose tritt vor allem bei älteren Menschen auf. Eine calciumreiche Kost in jungen Jahren schützt vor Osteoporose im Alter. |
| Peristaltik | Darmbewegung durch Muskelaktivität, dient zur Beförderung und Durchmischung des Speisebreis. |
| pH-Wert | Der pH-Wert gibt an, wie sauer oder basisch eine Lösung ist, also wie viele freie $H^+$-Ionen in der Flüssigkeit vorkommen. |
| Protein | Auch Eiweiß genannt; große Moleküle, die aus Aminosäuren aufgebaut sind. Sind Bestandteil von Zellen und Enzymen; erfüllen verschiedene lebenswichtige Funktionen im Körper (Blutstillung, Immunabwehr und vieles mehr). |

| | |
|---|---|
| Radikale, freie | Zerstörerische chemische Verbindungen mit Sauerstoff. Entstehen normalerweise in geringen Mengen im Stoffwechsel. Eine vermehrte Bildung führt zu oxidativem Stress. Entstehen vor allem beim Zigarettenrauchen. |
| RDA- und DACH-Werte | RDA bedeutet *recommended dietary allowances*, was soviel heißt wie *empfohlene Werte für die Nährstoffzufuhr*. In Europa gibt es ähnliche D-A-CH-Werte (gemeinsame Empfehlungen der Deutschen [DGE], der Österreichischen Gesellschaft für Ernährung [ÖGE] sowie der Schweizerischen Gesellschaft für Ernährung [SGE]). |
| Reflex | Besteht aus einem Reflexbogen: Ein Reiz (beispielsweise Kontakt der Speise mit dem Mund) wird gesetzt → Aufnahme und Weiterleitung über Nerven → Verarbeitung im Gehirn → Reaktion (beispielsweise Schluckreflex). |
| Schilddrüsenhormone | Werden in der Schilddrüse (am vorderen Halsbereich) gebildet, benötigen Jod, sind wichtig für den Energieumsatz und die Wärmebildung im Körper. |
| Schleimhaut (Fachsprache: Mukosa) | Innerste Schicht von Hohlorganen wie dem Magen-Darm-Trakt. Besteht vor allem aus einer Zellschicht (Epithel) und schützendem Schleim. |

| | |
|---|---|
| Sekundäre Pflanzenstoffe | Duft-, Farb- und Aromastoffe. Kommen vor allem in Obst und Gemüse vor. Sind gesundheitsfördernd, da sie unter anderem freie Radikale abwehren können. |
| Serotonin | Ein Botenstoff des Nervensystems, der an verschiedenen Stellen im Körper vorkommt und verschiedene Funktionen erfüllt, beispielsweise Glücksgefühle hervorruft. |
| Spurenelemente | Lebenswichtige Nährstoffe, die in Spuren im Körper vorkommen, aber wichtige Funktionen erfüllen. Beispiele: Eisen, Zink, Selen, Jod, Kupfer. |
| Stärke | Langes, großes, kettenartiges Kohlenhydrat, das aus Glukosemolekülen aufgebaut ist. Mengenmäßig wichtigster Nährstoff. |
| Stoffwechsel | Aufnahme, Transport und chemische Umwandlung von Stoffen im Körper, beispielsweise die Bildung von Eiweißmolekülen aus Aminosäuren in der Leber oder die Speicherung von Fett im Fettgewebe. |
| Stresshormone | Stresshormone werden bei körperlicher Anstrengung (»Stress«) ausgeschüttet. Sie stellen energieliefernde Nährstoffe bereit und regen die Herz- und Atemtätigkeit an. Bekanntester Vertreter ist Adrenalin, aber auch Cortisol. |

| | |
|---|---|
| Trans-Fettsäuren | ›Böses Fett‹. Entsteht vor allem bei der Verarbeitung von flüssigen Ölen (»industrielle Härtung«), aber auch beim Erhitzen und Braten von Ölen bei hohen Temperaturen. Kommen vor allem in Pommes frites, Chips und Keksen vor. |
| Triglyzeride (Neutralfette) | Bestehen aus Fettsäuren. Hauptanteil des Fetts in der Nahrung. |
| Verdauung | Aufschluss von Makronährstoffen, also Neutralfetten, Eiweiß und Kohlenhydraten (vor allem Stärke) in kleinere Bruchstücke durch Verdauungsenzyme. |
| Verdauungsenzyme | Enzyme, die im Magen-Darm-Trakt vorkommen (vor allem. aus der Bauchspeicheldrüse) und für den Aufschluss der Makronährstoffe wichtig sind. |
| Vitamine | Lebenswichtige Nährstoffe. Kommen in reichlichen Mengen in Obst, Gemüse und Getreideprodukten vor. |

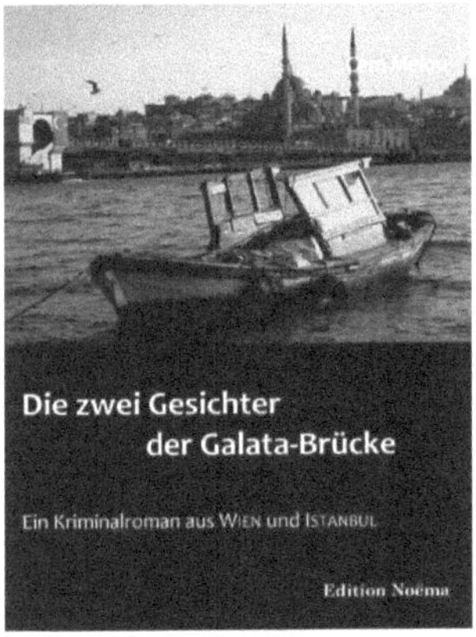


*Cem Melou*

## Die zwei Gesichter der Galata-Brücke

Ein Kriminalroman aus Wien und Istanbul

ISBN 978-3-8382-0016-3

198 S., Paperback
€ 19,40 [D], € 19,95 [A]

Erhältlich in jeder Buchhandlung
oder direkt bei

***ibidem***

*„Der düstere Teil der Vergangenheit vergeht nicht, so lange man nichts aktiv dagegen unternimmt.“*
Kenan Ender, ein in Istanbul lebender türkischer Professor, steht kurz davor, sein wichtigstes Projekt abzuschließen – die Kreation des perfekten Lebensmittels; perfekt und vollkommen hinsichtlich der Zusammensetzung an hochwertigen Nährstoffen. Er kommt nach langer Zeit wieder zurück nach Wien, um an einem Kongress teilzunehmen; er kommt aber auch, um ein für alle Mal mit der Vergangenheit abzuschließen. Während seines Aufenthaltes geschieht ein Mord. Der Verdacht fällt auf ihn.
Harry Deckardt von der Wiener Kripo übernimmt den Fall und reist im Zuge der Ermittlungen zusammen mit seinem überaus ernährungsbewussten Partner Manfred Knödig in die Türkei, um den Professor zu verhören. Dort werden sie von Hauptkommissarin Hülya Baylan und ihrem Kollegen unterstützt, die ihrerseits gerade eidass der eine Fall Überraschendes zum anderen Fall beitragen kann. Besteht möglicherweise eine Verbindung zwischen den beiden Morden? Und welche Rolle spielt dabei eine Erzählung von Kafka?
Während Deckardt und Knödig ermitteln, lernen sie Istanbul und das Leben in der Türkei kennen. Und ganz nebenbei enthüllt sich dem Leser Erstaunliches über Gifte und Fundiertes über Ernährung.

Der Autor:
Cem Melou, Jahrgang 1965, ist Mediziner und Wissenschaftler und lebt in Wien. Er ist Autor von Fachbüchern zu den Themen Ernährung und Altern. *Die zwei Gesichter der Galata-Brücke* ist nach seinem Erstling *Toxische Killer* sein zweiter Roman, in dem er auf gekonnte Weise kriminalistische Spannung mit ernährungsphysiologischen Leckerbissen zu garnieren weiß.

Edition Noëma *ibidem*-Verlag • Melchiorstr. 15 • 70439 Stuttgart • Tel.: 0711/9807954 • Fax: 0711/8001889
info@edition-noema.de

*ibidem*-Verlag
Melchiorstr. 15
D-70439 Stuttgart
info@ibidem-verlag.de

www.ibidem-verlag.de
www.ibidem.eu
www.edition-noema.de
www.autorenbetreuung.de

FSC
www.fsc.org
MIX
Papier | Fördert
gute Waldnutzung
FSC® C083411

Kolibri 360 GmbH
Ferdinand-Jühlke-Straße 7
99095 Erfurt, Deutschland
produktsicherheit@kolibri360.de